В. Б. Хозиев

Б. Шмидт

Аутизм и сексуальность

Vadim B. Khoziev

Bernhard J. Schmidt (Hg.)

Autismus und Sexualität

- autism across cultures -

В. Б. Хозиев

Б. Шмидт (издатель)

Аутизм и сексуальность

Vadim B. Khoziev

Bernhard J. Schmidt (Hg.)

Autismus und Sexualität

- autism across cultures -

© 2019 Bernhard J. Schmidt

Oberwarmensteinach

Alle Rechte vorbehalten.

ISBN: 978-3749450510

Herstellung und Verlag:
BoD – Books on Demand, Norderstedt.

Bibliografische Information der Deutschen Nationalbibliothek:
Die Deutsche Nationalbibliothek verzeichnet diese Publikation
in der Deutschen Nationalbibliografie; detaillierte bibliografische
Daten sind im Internet über http://dnb.dnb.de abrufbar.

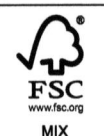

5

Geleitwort des Herausgebers

Die hier vorliegende zweite Veröffentlichung im Rahmen des Russisch-Deutschen Autismusdialogs markiert zugleich den Wechsel zu einer kulturübergreifenden Perspektive: „autism across cultures".

Denn Entwicklung findet nicht nur innerhalb einer Kultur statt, sondern ist massiv abhängig von der Interaktion mit dieser.

Und diese Entwicklung auf Basis einer kulturellen Interaktion dient vor allem der Anpassung an die jeweilige kulturhistorische Umwelt – der Enkulturation.

So aufschlussreich auch die Differenzen im Verständnis von Autismus zwischen Russland und Deutschland sein mögen – die Differenzen der jeweiligen, über Jahrzehnte durch den „eisernen Vorhang" getrennten Kulturen sind es auch.

In diesem Punkt gibt es eine große Übereinstimmung und Schnittmenge zwischen dem von Lev S. Vygotskij entwickelten „Kultur Historischem Konzept" (KHK) auf der einen, und meiner u.a. auf den Ergebnissen der kulturübergreifenden Sozialpsychologie beruhenden entwicklungsdynamischen und sozialpsychologischen Autismus-Theorie.

Durch einen kulturübergreifenden Vergleich wird schnell deutlich – und in weiteren Veröffentlichungen dargelegt werden, dass die vermeintliche kulturunabhängige Einheitlichkeit von Autismus, u.a. verursacht durch DSM und ICD, ein Irrtum ist.

Unsere zukünftigen Bemühungen werden also der Erforschung und Analyse der verschiedenen, kulturspezifischen Autismus-Perspektiven gelten.   *Bernhard J. Schmidt*

Феноменология и причины аутизации в российско-немецком кросс-культурном диалоге: новый раунд обсуждения

В духе кросс-культурного сотрудничества, нашедшего ранее отражение на страницах факультетского сборника[1], между нами вновь состоялась «интеракция» по поводу интересующих нас проблем и предпринят перевод и превращение монографии наших немецких коллег Б. Шмидта, К. и Д. Дёлер в статью. Из текста, надеемся, деликатно и квалифицированно, убраны общие и ранее изложенные положения о природе аутизма, а также различные полемические и методические детали. Особый интерес для русскоязычной аудитории должны вызвать тема и предмет статьи, вполне новаторские. Это не означает, что нам не знакомы аналогичные публикации и исследования, но в отечественных исследованиях принято стыдливо умалчивать о сексуальном аспекте жизни аутистов, полагая их бесполыми и выдерживая стерильность изложения этой стороны их бытия. Вместе с тем, любой родитель, воспитатель, педагог, психолог, имеющий дело с аутистами, не может не замечать как разнообразных признаков становящейся сексуальности у ребенка и подростка с РАС, так и моментов ее искажения и проблемности. Представляется, что тематика сексуальности у людей с РАС является своего рода критерием зрелости психологической концепции: если с помощью данных положений возможно

---

[1]   Шмидт Б. На пути к теории аутизма. // Вестник государственного университета «Дубна». Серия «Науки о человеке и обществе». 2017 – №1. – с.27-41. Хозиев В.Б. Аутизм как фокус-тема современной психологии развития и клинической патопсихологии. // Там же. – с.42-52.

представить развитие сексуальности, значит, представления об аутизации выдерживают важнейшую верификацию «личностным» измерением. В свою очередь, это характеризует концептуальную основу, в которой должны быть учтены многочисленные и разнообразные основания, включая ключевые события перинатальности ребенка, роды, травмы, соматические заболевания, вакцинации, систему воспитания, отношения в семье, мотивационно-потребностную сферу и т.д.

Напомним читателю, что мы с нашими немецкими коллегами очень близки по своим гуманитарным позициям и уже сошлись на том, что проблематика аутизма не является ни с какой точки зрения «специфической», «локальной» или касающейся лишь ограниченных аспектов онтогенеза или патогенеза заболевания. Обсуждение объяснительных моделей аутизма, несомненно, приводит к пересмотру основополагающих принципов психологии развития и клинической психологии, да и общей психологии тоже. Ибо становится понятно, что нет никакого ощущения и восприятия самого по себе, равно как и внимания, памяти, воли, коммуникации и др. Все управляется социальной ситуацией развития (ССР) и личностью человека с РАС, больной, здоровой или прошедшей по какой-то уникальной траектории развития и выпадающей из привычного круга задач, средств и возможностей. От чего зависит степень искажения этой траектории в сравнении с условной «нормой», тем более, что причина, как правило, осталась далеко в прошлом, а настоящее детерминировано «вторичным» дефектом, т.е. нарастающими последствиями недоразвития и искаженного развития, берущими начало из «первичного» дефекта ребенка? Сложное сочетание компенсаторных и декомпенсаторных, формирующих и деформирующих, соединяющих с социумом и уводящих от него в изоляцию и других процессов составляет содержание ориентировки аутиста в мире и окружении. Стало быть, лишь учет индивидуальной динамики онтогенеза, равно как и построение индивидуальной формы работы с аутистом и его ССР, способны вернуть ребенка, подростка и взрослого в лоно культуры, утраченные возможности которой так существенно отбрасывают его в сторону, не позволяя проявиться и как самостоятельному субъекту сексуальности. В двух статьях мы обстоятельно рассмотрим принципы и подходы к решению задач сексуального развития детей и взрослых с РАС.

Аутизм – это не проблема детей с РАС или только их родителей. Это – проблема общества, гуманитарной науки и институтов коррекционной психологии и педагогики в целом, а также культуры, если иметь в виду общение, взаимодействие и личностное оформление. И мы абсолютно согласны с нашими немецкими коллегами, когда они справедливо считают технократический статистический подход к характеристике сложной действительности аутизма несостоятельным, иронично обыгрывая термин «доказательность» в научных построениях в этой области. Мы видим ту же ситуацию с несколько другой стороны. Методологическая несуразность теоретических идей, когда не учитывается основное в аутизме – *генезис личности ребенка и динамика его ССР* – просто обрекает и теоретиков, и практиков на бесконечно повторение типичных ошибок. В их ряду использование тех же методов познания и описания результатов исследования, что свойственны неживой, застывшей и неподвижной материи.

На сайте общественной организации помощи детям с аутизмом и их родителям (**AuJA** – мы расшифровали эту аббревиатуру как слоган «Принять аутизм и действовать») приведена цитата из новой книги Б.Шмидта[2]: «*...основная проблема использования «доказательной базы» для сложных структур состоит в том, что чем более примитивной будет базовая теоретическая конструкция, тем она кажется совершеннее! Тренинги и программы, которые учитывают сложную структуру человеческого взаимодействия, например, изменяя ее в зависимости от чувствительности аутичных людей и их родителей, едва ли могут статистически повысить их эффективность количественно*». Так и хочется добавить: а хорошо ли все причастные к решению проблем аутизма понимают, что здесь материя иного рода, или, как писал А.А.Вознесенский, «здесь не губами, но устами»?

В.Б.Хозиев

---

[2] https://auja.org/autismus/studien/

Аутизм и сексуальность

Б. Шмидт, К. Дёлер, Д. Дёлер

Аннотация: Рассматривается широкий круг вопросов РАС и его последствий для оформления сферы сексуальности у аутистов. Представлены разные подходы и позиции в отношении проблемы сексуального развития людей с РАС. Для объяснения многих явлений и тенденций в дефектологии используются положения культурно-исторической концепции Л.С.Выготского.

Ключевые слова: ранний детский аутизм, гендерные роли, сексуальное развитие.

Об авторах: Бернхард Шмидт, Рурский университет в Бохуме, Германия (философия, психология, нейрофизиология), с 2014г. активно занимается проблемой аутизма (12 монографий, в том числе, в соавторстве), в настоящее время организатор системы реабилитации и абилитации для семей аутистов; эл. почта: bernhard@autismusberatung.info

Кристиан Дёлер, лингвистика и экономика в Берлинском свободном университете.

Дениз Дёлер, философия, лингвистика, эстетика, педагогика в Берлинском свободном университете, глубинная и экзистенциальная психотерапия в Берлинском институте глубинной и экзистенциальной психотерапии (BITEP).

Организаторы игровых и театральных форм импровизации и интеракций, работают с аутистами, их родителями, специалистами в данной области; эл. сайт: www.AuJA.org

Современная специальная литература, связанная с проблематикой сексуальности и аутизма, концентрируется на том моменте, когда движущие силы сексуального развития уже закрыты «на засов», а подросток с аутизмом демонстрирует «нежеланное» в обществе поведение[3]. Если мы хотим содействовать развитию этих детей и пониманию проблемы, то данный подход должен быть видоизменен. Сексуальность и любовные отношения – это целостная часть человеческого развития, начинающаяся с рождения. Типичная проблема сексуального воспитания заключается в том, что нечто совершенно естественное, человеческое и чувственное представляется исследователями отстраненно и сугубо теоретически. При этом не рассматривается развивающий контекст бытия ребенка и не затрагиваются эмоциональный и социальный аспекты данного вопроса. Очевидно, что сексуальность и любовные отношения являются важной частью развития личности, основой ее полноценной жизни. Если ребенок или молодой человек проявляют проблемное сексуальное поведение – это знак проблем во всем его социально-эмоциональном развитии.

---

[3] Перевод текста статьи и предварительная редакция осуществлены студентами специальности «Клиническая психология»: А.И. Голубевым, 2-й курс, А.С. Александровым и Е.А. Фроловым– 6-й курс.

Как и в случае с любыми потребностями, находящимися в центре становящейся человечности, сексуальность и взаимоотношения могут причинить большие страдания и боль. Никакая другая потребность не подвержена моральным принципам и табуированию в такой степени. Моральные принципы, ограничивающие сексуальность, различны: они могут позволять, к примеру, полностью закрытое тело в Исламе или весьма откровенные отображения сексуальности в храмах Кхаджурахо в Индии. Сексуальность и взаимоотношения могут быть познаны лишь как момент социально-культурной среды.

В дополнение к дуалистическому разделению души и тела, которое по нашему мнению некорректно, существует как минимум еще три фундаментальные проблемы, когда дело доходит до понимания сексуальности и взаимоотношений людей с аутизмом. *1. Ложное представление об аутизме – термин «аутизм» означает, что аутистам нужны лишь они сами, им не требуются другие люди. 2. Некорректное представление аутизма как болезни, но не как личностной уязвимости. 3. Неучёт социально-культурной среды.* А ведь людям с аутизмом необходимо социальное взаимодействие (сексуальное и романтическое): как для их развития, так и для их физического здоровья.

В конце 60-х и начале 70-х миф о «Холодной Матери[4]» дискредитировал научное психологическое понимание аутизма [27]. Из-за этого в последние 50 лет исследования фокусировались в основном на биологических причинах проблем, с которыми сталкиваются аутисты, при этом полностью игнорировалось их искаженное социально-эмоциональное развитие и его последствия. Несмотря на то, что нозологически аутизм определяют, как «глубокое расстройство РАЗВИТИЯ, расстройство социального ВЗАИМОдействия и социальной КОММУНикации», тем не менее, аутистов рассматривают обычно в изоляции и статично. Вместе с тем, социальная психология определенно показывает, что коммуникация и интеракции идут неосознанно у нейротипичных индивидов (НТИ)[5]. Неосознанное взаимодействие осуществляется в выражениях лица, жестах, интонациях, в синхронизации действий, в имитации. Аутисты ощущают нехватку такой коммуникации и взаимодействия с

---

[4] Речь идет о первоначальных взглядах Лео Каннера, изложенных в статье Kanner L. (1943). Autistic disturbances of affective contact. // Nerv Child. 2: 217–50. Reprinted in Kanner, L (1968). Autistic disturbances of affective contact. // Acta Paedopsychiatr. 35 (4): 100–36. Суть его позиции в том, что родители (в основном мать) своим «холодным» (прагматическим, неэмпативным) воспитанием закономерно приводят детей к аутистическим расстройствам. Позднее эта позиция, по-видимому, была смягчена, и комментаторы в статьях и монографиях, особенно в работе In a Different Key: The Story of Autism, John Joseph Donvan, Caren Brenda Zucker, Penguin Random House, 2016, это отмечали. Тем не менее, как и в отношении многих иных психологических обобщений, идея, гипотеза, непроверенная эмпирия легко превращаются в обыденном сознании в популярный миф. Об ошибочности и даже вредности этого мифа обстоятельно пишут в своей монографии наши немецкие коллеги.

[5] НТИ – широко используемый в сообществе людей с аутизацией неологизм для обозначения людей, которые не имеют аутоподобной симптоматики.

группой, это в итоге порождает нарушение социального взаимодействия. Людям с аутизмом необходимо социальное взаимодействие, чтобы развиваться – как и всем другим. Особенно это касается социально-эмоционального развития.

Если аутизм перестать рассматривать, как нечто статичное, а вместо этого начать использовать психодинамическую модель, становится заметно, что нарушение социального взаимодействия на разных стадиях развития может влиять на вариативность его элементов [13]. Развитие сексуальности и возможность вступить в романтические отношения относятся к социально-эмоциональному тренду. Именно в этой сфере, когда она успешно реализуется, определяются гендерные роли, модели поведения и морали.

Исследование в области аутизма и сексуальности может быть поделено как минимум на три фазы.

А. *Асексуальность*. Долгое время люди, больные аутизмом и другими болезнями, рассматривались как не имеющие какой-либо сексуальности, то есть как асексуалы. Они признавались «другими» и изгонялись из общества, испытывали отвержение своей сексуальности. К сожалению, такое происходит и сегодня. Но сейчас уже ясно, что люди, страдающие аутизмом, хотя бы имеют схожие потребности с НТИ.

Б. *Девиантная сексуальность*. Девиантное сексуальное поведение стало изучаться, когда игнорировать его в обыденной жизни уже было просто невозможно.

В. *Нормальная сексуальность и отношения.*

На данный момент в научной среде бытует мнение, что у больных аутизмом нет проблем с сексуальностью и взаимоотношениями. В исследовании Дж.Девинтера, например, (2016) из 146 молодых людей с РДА только 51 согласился принять участие. Резонным будет предположить, что 95 из возможных 146 участников имеют проблемы с сексуальностью и взаимоотношениями, потому они и отказались участвовать. Это наводит на мысль, что современные исследователи просто не понимают проблем сексуальности у людей с аутизмом.

В последние 70 лет исследования аутизма не зашли дальше протонаучного уровня. Никакой унифицированной теории не было разработано, а каждое исследование делается на чисто описательно-феноменологической основе. Социально-психологическая/динамически-развивающаяся теория, которую мы представляем [24, 26, 13], это первая унифицированная теория об аутизме. До сегодняшнего дня вопрос *почему?* отсутствовал в исследованиях. Если же мы задаемся этим вопросом и не руководствуемся лишь описательно-феноменологической точкой зрения, тогда, например, эпизод снятия аутистом одежды на публике может быть объяснен: 1) проблемой регуляции температуры; 2) проблемой гиперчувствительности к соприкосновению одежды и тела; 3) тем, что элементарные формы приемлемого поведения им не были изучены, так как отсутствовало нормальное социальное взаимодействие, или присутствовало в искаженном виде; 4) опытом просмотра телевизионных программ, например, «голых» шоу, без пояснения, что подобное поведение считается неприемлемым (вместе с 3-м пунктом); 5) и другими возможными причинами такого поведения. Фокус на наблюдаемой дефицитарности поведения аутиста проблематичен двояко: с одной стороны, пациент с РДА наблюдается лишь в изоляции (вместо наблюдения за взаимодействием с окружением в социокультурном контексте), а потому не удается заглянуть за пределы «непосредственного опыта», чтобы расширить представления о подлинной природе его заболевания.

В 1929 году Л. С. Выготский в работе «Основы дефектологии» описал основы «культурно-исторической концепции». Согласно этой теории, физическая инвалидность, такая как слепота или глухота, не является объективной проблемой, а скорее, должна быть понята только во взаимодействии между социумом и лицом, о котором идет речь. *«Эта величайшая ошибка-воззрение на детскую ненормальность только как на болезнь – и привела нашу теорию и практику к опаснейшим заблуждениям. Мы тщательно изучаем крупицы Дефекта, те золотники болезни, которые встречаются у ненормальных детей, – столько-то слепоты, столько-то глухоты, столько-то катаров евстахиевой трубы, столько-то извращений вкуса и т. д. – и не замечаем тех пудов здоровья, которые заложены в каждом детском организме, каким бы дефектом он ни страдал. Непостижимо, что такая простая мысль до сих пор не вошла, как азбучная истина, в науку и практику, что до сих пор на 9/10 воспитание ориентируется на болезнь, а не на здоровье.*

«Сперва человек, а уж затем особенный человек, т. е. слепой» – *вот лозунг научной психологии слепых, которая есть прежде всего общая психология нормального человека и уж «во второй линии» специальная психология слепых» (F. Gerhardt, 1924, K. Burklen, 1924)* [36, с.106[6]].

Для нас это значит, что необходимо обращать внимание не только на потенциальные или существующие проблемы, но и, в частности, на социально-эмоциональное развитие в рамках социально-культурного окружения. Основная проблема дефицит-ориентированного подхода в том, что индивид наблюдается в изоляции. В лучшем случае это наблюдение расширяется, чтобы включить диадное взаимодействие. Но в области сексуальности особенно ясно, насколько значительно влияние социокультурного контекста в отношении морали, гендерных ролей и сексуального поведения [23].

Более подходящим для понимания развития взаимодействий, в частности, в случаях с аутизмом, является «экосистемный» подход У.Бронфенбреннера, который может быть представлен следующей цитатой:

«В контрасте с традиционной системой исследования диадического взаимодействия, которое ограничено оценкой эффекта двух личностей друг на друга, построение

---

[6] К нашей радости, Б.Шмидт и его соавторы учли опыт предшествующего обмена мнениями и обратились к важным для нас, а теперь, как мы видим, и для них положениям Л.С.Выготского. Чтобы не делать обратного перевода автора культурно-исторического подхода с английского на русский, мы будем цитировать красивые и сильные своей афористичностью и эвристичностью фрагменты текста по книге Выготский, Л. С. Основы дефектологии [Текст] / Л.С. Выготский. — СПб.: Издательство Лань», 2003. — 656 с.

экологического эксперимента должно принимать во внимание существование систем, включающих больше двух человек (N + 2). Такие системы должны быть проанализированы в отношении всех возможных субсистем (диад, триад и т.д.) и потенциальных второстепенных и выше эффектов, которые ассоциируются с ними» [5].

В «Основах дефектологии» Выготский фокусируется на сравнении различных подходов к обучению. Основываясь на учениях А. Адлера и В. Штерна, он уделяет особое внимание взаимодействию детей-инвалидов и культурной среды. *Само собой разумеется, что слепота и глухота есть факты биологические, а ни в коей мере не социальные. Но все дело в том, что воспитателю приходится иметь дело не столько с этими биологическими фактами, сколько с их социальными последствиями. Когда перед нами слепой ребенок как объект воспитания, то приходится иметь дело не столько со слепотой самой по себе, сколько с теми конфликтами, которые возникают у слепого ребенка при вхождении его в жизнь, когда происходит смещение тех систем, которые определяют все функции общественного поведения ребенка. И поэтому ... с педагогической точки зрения воспитание такого ребенка сводится к тому, чтобы эти социальные вывихи выпрямить совершенно* [36, с.83].

Выготский резко критикует традиционные, и в особенности немецкие образовательные модели, которые, к сожалению, в некоторых случаях все еще используются сегодня. *«Раскрепостить специальную школу от рабства, т. е. от* физического дефекта, которым она закабалена и подчинена, питая его, а не леча; освободить ее от всякого следа филантропически-религиозного воспитания; перестроить ее на здоровых основах педагогики; освободить ребенка от непосильной и бессмысленной тяготы специальной выучки – вот задачи, выдвигаемые перед нашей школой и научным пониманием предмета, и требованиями действительности» [36, с.111].

И вместо того, чтобы спрашивать: «Какая БОЛЕЗНЬ или какое НАРУШЕНИЕ имеет место у этого человека?», следует формулировать вопросы так: «Этот ЧЕЛОВЕК имеет какую-то болезнь или какое-то нарушение?» и «В какой социокультурной среде данное заболевание находится, через какие социокультурные условия оно преломляется?». По Выготскому, «... психологически и педагогически вопрос ставился обычно грубо физически, по-медицински; физический дефект изучался и компенсировался как таковой; слепота означала просто отсутствие зрения, глухота – слуха, как будто дело шло о слепой собаке или глухом шакале. При этом упускалось из виду, что, в отличие от животного, органический дефект человека никогда не может сказаться на личности непосредственно, потому что глаз и ухо человека не только его физические органы, но и органы социальные, потому что между миром и человеком стоит еще социальная среда, которая преломляет и направляет все, что исходит от человека к миру и от мира к человеку. Голого, несоциального, непосредственного поставить и осмыслить как социальную проблему, потому что не замечаемый прежде социальный ее момент, считавшийся обычно второстепенным, на самом деле оказывается первостепенным, главным. Его и надо поставить во главу угла. Надо смело взглянуть в глаза этой проблеме, как проблеме социальной» [36, с.100].

Вопрос, который до сих пор активно обсуждается, когда речь заходит об инклюзии, можно найти в работе Л. С. Выготского конца 1920-х годов. В отличие от Л. С. Выготского, который фокусировался в основном на педагогических применениях, У.Бронфенбреннер (сотрудничавший некоторое время с А. Н. Леонтьевым, учеником Л. С. Выготского) разработал метод исследования: «Экология человеческого развития является научным исследованием прогрессивной, общей аккомодации, на протяжении всей жизни, между растущим организмом и меняющейся окружающей средой, в которой он живет, так как этот процесс подвержен влиянию отношений внутри и с окружением, а также влиянию широкого социального контекста, как формального, так и неформального, в который встроено окружение» [5]. В частности, Бронфенбреннер пытался дополнить лабораторные опыты полевыми исследованиями, так как те более близки к жизни. Психологию развития, которая основана чисто на лабораторных экспериментах, он характеризовал как неправильную: «... понимание человеческого развития зависит от выхода за пределы прямого наблюдения за поведением одного или двух людей в одном месте; оно требует исследования системы с множеством человек и их *взаимодействием, не ограниченным одной обстановкой, и должно принимать во внимание аспекты окружающей среды вне ситуации, в которой находится сам субъект»*[7] [5].

Проблемы больных аутизмом людей становятся понятны при использовании данных кросс-культурных исследований. Обратим внимание на термин «инкультурация» (enculturation) – это процесс, в ходе которого люди учатся требованиям их культуры и приобретают ценности и шаблоны поведения, подходящие или необходимые в этой культуре [цит. по

_____

[7] Данная мысль как раз и позволяет нам рассчитывать на грядущие поправки в методиках исследования: в частности, в положениях У.Бронфенбреннера о расширении схемы исследования за счет существенных моментов среды может быть прослежен все такой же примитивный социологизм, когда формы социальной детерминации представляются как формальные, неизбежные и, как пишут Б.Шмидт и коллеги, непременно *неосознанные*. Добавление корня «социо-» принципиально не меняет дела во многих психологических методах исследования и теориях, от бихевиоризма до когнитивизма. Дело не в осознании, а в том, как происходит раскрытие знаковой природы социального опыта, как эти моменты, фрагменты, примеры, шаблоны и схемы поведения сначала становятся достоянием культуры, в каких формах они сохраняются, изменяются, апробируются, совершенствуются, а затем через родителей, воспитателей, окружение, сверстников и старших детей входят в ткань личного поведения ребенка и меняют его. Внешне это выглядит чудом, и предполагаю, что Бронфенбреннер, несмотря на свою незаурядную исследовательскую интуицию, так и не понял, как это происходит в действительности. Напротив, в немецкой философской культуре от И.Канта, И.Г.Фихте, Г.В.Ф.Гегеля и др. есть несколько выдающихся идей и терминов, которые действительно могут раскрыть природу социализации: *снятие, присвоение, опосредствование*. Но это – философская суть дела, а каков конкретный психологический организм *снятия, присвоения, опосредствования* – эта часть загадки по сей день остается за психологией. В решении этой задачи мы видим потенциал «культурно-исторической психологии», представляющей, каким образом, в какой жизненной истории и при каких условиях культура становится достоянием конкретного ребенка, группы, поколения.

Википедии]. Важно, что инкультурация большую часть времени представляет неосознанный процесс, который происходит через участие в групповом поведении. Так как мы обычно знаем только о приемлемых гендерных ролях и сексуальном поведении, предоставляемых посредством инкультурации, легко упустить их зависимость от культуры. Весьма важной для исследования аутизма является человеческая зависимость от культуры, когда дело доходит до понимания, выражения и переживания эмоций. Можно сказать, что «эмпатия» – это форма поведения и переживания эмоций, передаваемая инкультурацией.

Если мы рассмотрим идеи кросс-культурного подхода в сочетании с теориями Л. С. Выготского и У.Бронфенбреннера, сразу станет ясно, что проблемы, которые испытывают аутисты, когда дело касается эмоциональности, создаются в основном путем потери позитивного взаимодействия в группе, возникающего в ходе неблагоприятного развития. Формы близких взаимоотношений также создаются культурой. И чувства, триггером для которых является жизненное событие, и интенсивность их переживаний и выражения, всё это зависит от культуры. Даже предпочтения, когда дело доходит до выбора партнеров, как и гендерные стереотипы, всё это – продукты культурного присвоения. Если же у личности с аутизмом заметно «девиантное поведение» в сфере сексуальности и взаимоотношений, то это случается не по причине дефективной биологической системы, но скорее из-за неправильной инкультурации, вызванной недостаточностью социального взаимодействия. Выготский писал: «*Легенда о пониженном*

социальном инстинкте или «определенном понижении
общественных импульсов» у умственно отсталого (А. Н.
Граборов, 1925) должна быть оставлена. Факт, что
социальная личность отсталого ребенка ущербна и не
развита. Но нигде социальный характер дефективности не
обнаруживается с такой очевидностью, как именно здесь.
Отсталый ребенок сам собой выпадает из среды сверстников.
Клеймо дурака или дефективного ставит его в совершенно
новые социальные условия, и все это развитие протекает уже
в совершенно новом направлении. Социальные последствия
дефекта усиливают, питают и закрепляют сам дефект. В
этой проблеме нет ни одной стороны, где бы биологическое
можно было отделить от социального. Нигде это не видно с
такой ясностью, как в вопросе полового воспитания.... Вся
возникающая ненормальность их сексуального поведения
имеет вторичный характер» [36, с.126].

Результаты кросс-культурного сравнения ясно показывают, что высказывания «люди с аутизмом не показывают или не понимают эмоции» или «людям с аутизмом не хватает эмпатии» некорректны, они продиктованы настоящим культурным высокомерием. Когда дело доходит до взаимодействия между социокультурной средой и аутистом, окружение существенно превосходит его в силе. Окружение определяет, задирать аутистов или же выстраивать с ними отношения взаимоуважения, в результате которых будут развиваться гендерные роли, сексуальность и др. Больные с РАС не имеют возможности присвоить культурные элементы через неосознанную имитацию, они куда более зависимы от социального взаимодействия [26].

ВОЗ обозначила сексуальность и сексуальное здоровье как «центральный аспект человеческой жизни, который включает в себя секс, гендерную идентификацию и роль, сексуальную ориентацию, эротизм, удовольствие, интимность и размножение. Сексуальное здоровье – форма физического, эмоционального, ментального и социального состояния; это не просто отсутствие болезни, дисфункции или немощи. Сексуальное здоровье требует позитивного и уважительного подхода к личности и ее сексуальным отношениям, а также возможности иметь удовлетворительный и безопасный сексуальный опыт, свободный от жестокости и дискриминации. Чтобы поддерживать сексуальное здоровье, сексуальные права всех должны быть уважаемы, защищаемы и удовлетворены[8]». Но многие люди с аутизмом не имеют сексуального здоровья. Не потому что они «больны», но скорее потому что, с одной стороны, их возможности и права развивать свою сексуальность и участвовать в социальном взаимодействии сдерживаются. С другой стороны, потому что они часто плохо защищены от насилия и издевательств.

Теперь рассмотрим проблему передачи гендерной идентификации, гендерных ролей и сексуального поведения. К.Ф.Паехтер не использует термины «пол» и «гендер», но оперирует терминами «маскулинность» и «феминность», так как

---

[8] [Source: WHO 2006 – Defining sexual health – Report of a technical consultation on sexual health 28–31 January 2002, Geneva].

в себе они подразумевают социальную конструируемость [23]. Паехтер объясняет, что маскулинность и фемининность определяются и характеризуются культурами и группами в этих культурах. Передача гендерной идентификации и гендерных ролей происходит через участие человека в разных группах в сообществе. И уже ясно, как важно участие в социальном взаимодействии и каковы последствия исключения из групп больных аутизмом, которые не могут неосознанно отражать групповое поведение. Больные часто не идут дальше статуса «легитимного новичка на периферии». Группа, как и страна, определяется её границами. Чтобы быть частью группы, личность должна двигаться в пределах неосознанно заданных границ поведения и доказать свою принадлежность к ней посредством имитации группового поведения. Но больные аутизмом не имеют возможности участвовать в групповом поведении, они часто исключаются еще до того, как у них появляется шанс сознательно изучить поведение этой самой группы.

Важно отметить, что есть группы, которые реализуют себя в основном посредством неосознанных норм и правил, а есть те, кто предпочитает социальное взаимодействие. Их соотношение будет различаться в зависимости от культуры. Чтобы успешно участвовать в жизни групп с преобладающим неосознанным взаимодействием, индивид должен вести себя слаженно с другими участниками, включая ношение определенной одежды, употребление определенного языка и другое, в чем не слишком хороши люди с аутизмом. Переходы между разными группами также представляют проблему для развития, особенно если

часто некорректно предполагается. Оно также не ограничено пространством отдельного индивида, а потому не может быть адекватно описано в рамках его поведения. Развитие сексуальности, гендерной идентификации и гендерных ролей начинается с рождения, происходит в социо-культурной обстановке (эко-системной обстановке, по Бронфенбреннеру) и имеет три этапа (воспитание, подражание и знание). Тезис, что развитие сексуальности, гендерной идентификации и гендерных ролей зависит от культуры, ведет за собой представление о развитии как о чем-то большем, чем о простом научении, легко корректируемом в случае неудачи.

Итак, аутизм не является болезнью или дисфункцией, но представляет собой некую уязвимость, вызванную недостатком понимания аутистами неосознанных норм группового взаимодействия. Как сказал бы Выготский, дефективной является не сама личность с аутизмом, но взаимодействие между социальным окружением и этой личностью. Членство в группе определяется через неосознанное подражание групповому поведению. На этой основе происходит дифференциация между участниками группы и теми, кто в ней не состоит. Членство в группе не просто формирует определенные гендерные роли, гендерную идентификацию и сексуальное поведение, но также оформляет общие способы диалога и общения. Недостаток участия или исключение из группы ведет к тому, что аутисты теряют возможность учиться основам культурной коммуникации. При этом этот же недостаток понимания групповых правил и других участников группы определяет способ коммуникации, который ведет к исключению аутиста из группы. Отсюда возникают и затруднения в понимании сарказма, иронии и юмора. В итоге, аутизм – это невозможность полноценного участия в бессознательном групповом взаимодействии, передающегося через мимику, жесты, имитацию и т.д. Это уязвимость, которая может привести к расстройству социо-эмоционального развития, вызванная недостатком группового взаимодействия и негативным его опытом.

Уайлдинг описывает, с отсылкой к Хартману, сложности, которые возникают у аутистов в ориентировке в групповых правилах. Стоит отметить, что и группы не всегда правильно ориентируют человека, часто попросту дезориентируя его. Хотя группы имеют мало влияния на людей, страдающих аутизмом, так как аутисты не имеют доступа к неосознанным нормам и правилам группового взаимодействия, при иррациональном групповом поведении аутисты часто удаляются от взаимодействия в группе вообще, становясь объектами для буллинга.

Вернемся к обсуждению развития сексуальности при аутизме. Основываясь на знании физических и психических проблем, которые часто наблюдаются у аутистов, неудивительно, что развитие сексуальности и любовных отношений проходит непросто. Л.С. Выготский писал: *«Ребенок с дефектом не есть непременно дефективный ребенок. От исхода социальной компенсации, т. е. конечного формирования его личности в целом, зависит степень его дефективности и нормальности...* [36, с.35]. И далее: *«Как же переживают слепые свою слепоту?*

По-разному, в зависимости от того, в каких социальных формах этот дефект реализуется. Во всяком случае, тот камень на душе, то огромное горе, то невыразимое страдание, которое заставляет нас жалеть слепого и с ужасом думать о его жизни, — все это обязано своим происхождением моментам вторичным, социальным, а не биологическим» [36, с.107].

Применяя эти положения к рассматриваемой проблеме, можно сказать, что у аутистов наблюдаются проблемы не в биологической, но в гендерной и сексуальной ориентации, имеющих социальное происхождение. Из существующих проблем мы можем перечислить несколько: сексуальная дисфория и девиация (часто, гомосексуальность), трудности в изучении гендерных ролей, выражающиеся в сложном выборе сексуальных партнеров или партнеров для отношений, частое привлечение аутистов к БДСМ[9], фетишизму и другим «ненормальным» сексуальным практикам, навязчивые ухаживания, жестокое обращение, сексуальное и физическое насилие.

---

[9] БДСМ – «рабская зависимость, доминирование, садизм и мазохизм» – принятая аббревиатура, обозначающая альтернативные сексуальные предпочтения, основанные на доминировании одного партнера по отношению к другому. BD (Bondage & Discipline — неволя и дисциплина, воспитание) — связывание, ограничение подвижности, дисциплинарные и ролевые игры, игровое подчинение, унижение, наказания; DS (Domination & Submission — доминирование и подчинение) — неигровое господство и подчинение; отношения, в которых в результате предварительной договоренности присутствует неравноправие партнеров; SM (Sadism & Masochism — садизм и мазохизм) — садомазохизм; практики, связанные с получением удовольствия от причинения или переживания физической боли.

Часто аутисты являются жертвами насилия, склонения к «ненормальным» сексуальным практикам и жестокого обращения. Но бывают и ситуации, когда они сами становятся нарушителями. Анализируя эти случаи, прежде мы должны задать вопрос: имело ли место насилие в их жизни? Мы убеждены, что в работе с аутистами физическое и сексуальное насилие должно обсуждаться как сексуальная проблема, а также предотвращаться до того, как это насилие произойдет. Но для этого аутисты должны иметь возможность продуктивного социального взаимодействия, которое во многом определяется не самим аутистом, а его окружением.

Принятие другой личности как потенциального партнера также зависит от ее членства в группе. Участники одной группы могут не принять члена другой как полноценного партнера в отношениях. Аутисты, которые не умеют выражать эмоции и жесты, не могут подражать контактам с другим человеком. В группе обычные люди часто могут говорить «ни о чем». Такое общение непонятно аутисту, ему сложно извлекать важную информацию из смеси болтовни и фактов. Непонятна ему и игра в притворство. Сексуальное взаимодействие во многом основано на этой игре, даже когда она не является сознательной ролевой игрой. Но даже в детстве аутисты не вступают в эту игру. Определим это понятие. Игра в притворство – это неосознаваемая фантазия, которая возбуждает и гармонизирует обоих партнеров друг с другом, являясь частью сексуальности. Недостаток этой игры может сделать человека, не страдающего аутизмом, неуверенным, так как он не сможет получить никакой неосознанной обратной связи.

Есть и другие сложности в построении отношений у аутистов. Отношения мужчины и женщины требуют решения большого количества задач, а, значит, и затрат на их решение. У человека, не страдающего аутизмом, обычно есть два режима жизни: стандартный и режим решения неотложных задач. Разница между ними в том, что в режиме задач человек постоянно включен в решение проблем, а в стандартном отдыхает, действуя автоматически. Первый режим затрачивает много энергии и требует постоянных проб и включенности. Второй же режим включает в себя неосознанное групповое взаимодействие через имитацию, синхронизацию и сплетни. Аутисты не имеют стандартного или энергосберегающего режима, а потому всегда находятся в режиме задач, живя в постоянном напряжении.

Обобщая вышесказанное, обозначим, как проблемы в сексуальности и отношениях могут развиваться у аутистов:

1. Гендерные роли и сексуальное поведение формируются через участие в группах.

2. Аутисты не имеют доступа к неосознанному взаимодействию в группе через выражения, жесты, синхронизацию и подражание.

3. Из-за этого аутисты часто исключаются из групп или страдают от насилия.

Профилактика этих проблем не может ограничиваться наблюдением и попытками изменить что-то на индивидуальном уровне. Эта точка зрения исходит из довольно примитивного предположения о том, что ребенок, который создает проблемы – единственная причина этих самых проблем. Выготский писал: *«Решает судьбу личности в последнем счете не дефект сам по себе, а его социальные последствия, его социально-психологическая реализация»* [36, с.33].

Особую важность для профилактики сексуальных девиаций у аутистов несет идея Выготского о вторичном дефекте как о социальном вывихе, в рамках которого возникают основные сложности построения нормальных социальных взаимоотношений. Дефект из-за недостатка неосознанного группового взаимодействия и неосознанного группового поведения, который может быть обнаружен у аутистов, является лишь проблемой, возникающей во время группового взаимодействия. Именно поэтому мы называем аутизм «расстройством социального (!) взаимодействия», хотя социально-эмоциональное развитие – это основа сексуальности и отношений.

Сейчас уже ясно, что предотвращение проблем должно иметь наивысший приоритет. В рамках исследования проблем аутизма, сексуальности и отношений, предотвращение означает возможность развиваться в здоровой социально-эмоциональной среде с рождения. По мере того, как эта возможность реализуется через участие ребенка в группах, в культурной среде, есть две главные темы для обсуждения: (1) группы, которые разрешают или отклоняют в членстве, (2) группы, которые задирают или принимают аутистов. Хотя этим обсуждение предотвращения проблем, разумеется, не исчерпывается. Было бы ошибкой, например, поместить ребенка с РДА, сложно контактирующего даже со своими родителями, в группу. Сначала ребенок должен выработать коммуникативную компетенцию. Перед включением в группу аутистам должны предоставляться средства для участия в групповой активности. Только тогда передача поведенческого репертуара и стратегий решения проблем через инкультурацию становится возможной.

Развитие сексуальности и её основы не происходит в вакууме, но скорее, как уже было продемонстрировано выше, в контексте общего развития человека. В свою очередь, развитие происходит в культурной среде. Эта среда может принимать или ограничивать развитие. В наше время социально-культурная ситуация весьма негативна для развития аутистов, так как они имеют: риск ранней смерти, риск суицида, риск стать жертвой оскорблений, жестокости, насилия, имеют низкий уровень здоровья, риск формирования психических заболеваний, риск отвержения. Из-за этого желание многих исследователей поддерживать только здоровое развитие сексуальности и отношений у аутистов не имеет особого смысла. Как писал пророчески Выготский, *«здесь уже задача не столько воспитания слепых, сколько перевоспитания зрячих. Зрячим необходимо переменить отношение к слепоте и к слепым. Перевоспитание зрячих составляет огромной важности общественно-педагогическую задачу»* [36, с.116].

Теперь нам ясно, что, помимо прочего, мы должны изменить принятые социальные условия, чтобы аутисты могли принимать участие в социальных взаимодействиях без переживания ущерба и прочих негативных эффектов. Но участие в социальном взаимодействии – просто верхушка айсберга. Оно само по себе также должно быть успешным, то есть удовлетворять нужды всех участников. Одним из важных компонентов для достижения этого – включение аутиста в групповое взаимодействие в ранний период, так как развитие является длительным процессом, начинающимся с рождения. Важными принципами, уже реализуемыми в некоторых инклюзивных программах, являются: (1) учет поведения как осмысленного с точки зрения ребенка, как попытки взаимодействия, но не как проблемы; (2) принцип постепенного введения аутиста в микрогруппы (два взрослых с одним ребенком), в которых временно практикуется опыт взаимодействия в малой группе в контролируемой среде (игровой зоне). Если ребенок может поддерживать контакты в малой группе, делая это без усилия и с радостью, то размер группы могут увеличить или временно поменять ее участников.

В то же время работа должна проводиться и с непосредственной окружающей средой аутистов: процесс инкультурации требует построения моста сразу с двух берегов реки. С одной стороны, аутисту нужны компетенции для участия в группе, а с другой, уже взаимодействующие с люди ним должны поменять свои взгляды на общение с аутистом. Важную часть работы в этих программах составляет улучшение родительских навыков. Родители, включая всю свою команду поддержки, проходят тренинги, в которых формируется собственное восприятие функциональной стороны своих ролевых моделей взаимодействия с детьми (обучение возможным ролевым моделям происходит через разбор примеров).

Еще одним необходимым для профилактики проблем, связанных с аутизмом, пунктом является сексуальное воспитание. Когда аутизм понят как уязвимость, а не неизлечимая болезнь, когда важность участия в группах для социально-эмоционального развития принята во внимание, аутисты смогут найти свой путь к здоровой сексуальности и отношениям.

Сексуальность – одна из частей социально-эмоционального развития. Это значит, что проблемы в области сексуальности и отношений являются проблемами общего развития человека. В этом смысле, книги по половому воспитанию не исчерпывают всей проблематики этой сферы. Выготский отмечал, что *«понятием компенсации как основной формы подобного развития вводится понятие направленности на будущее, и весь процесс в целом предстает перед нами как единый, стремящийся вперед с объективной необходимостью, направленной к конечной точке, заранее поставленной требованиями социального бытия. В связи с этим стоит понятие единства и целостности развивающейся личности ребенка. Личность развивается как единое целое, имеющее особые законы, а не как сумма или пучок отдельных функций, из которых каждая развивается в силу особой тенденции»* [36, с.34]. И далее: «*В чем же наше самое коренное расхождение с Западом в этом вопросе? Только в том, что там это вопросы социального призрения, для нас же это вопросы социального воспитания. Там это вопрос помощи калеке и социальная страховка от преступника и нищего, у нас это общий закон трудового воспитания. Изжить филантропически-инвалидный взгляд крайне трудно. Часто встречаются утверждения, что биогенные случаи представляют интерес не столько для специального воспитания, сколько для социального призрения*» [36, c.98].

Проблемное поведение у аутистов в области сексуальности и отношений, в первую очередь, является симптомом. Это симптом ненормального развития социально-эмоциональной компетенции. Именно поэтому мы замечаем, что лечение симптомов действует кратковременно и не оказывает особой пользы. Такой подход делает проблему невидимой для общества, хотя она остается у конкретного человека с аутизмом. Вместо кратковременного лечения необходим долгосрочный подход, который учитывает всю личность и специфику ее развития. Если мы желаем помочь ребенку или подростку с аутизмом в осознании своего права на здоровое развитие собственной личности, тогда нужды таких детей и подростков должны учитываться больше, чем требования общества.

Выготский писал: «*В наших школах для глухонемых все направлено против детских интересов. Все детские инстинкты и стремления не союзники наши в деле воспитания, а враги*». И далее: «*В работах П. П. Блонского, А. Б.*

Залкинда и других было показано, что морально дефективный ребенок — ребенок не с врожденным органическим недостатком, но выбитый из социальной колеи; причины моральной дефективности следует искать не в ребенке, а вне его — в социально-экономических и культурно-педагогических условиях, в которых рос и развивался ребенок. В других условиях, благоприятных для детского развития, в другой среде трудный ребенок очень быстро утрачивает черты моральной дефективности и становится на новый путь. Проблема moral insanity поставлена и решена у нас как проблема среды; оздоровление среды сделалось основой воспитательной практики в этой области» [36, с.216].

Сегодня аутизм стал одним из величайших испытаний для общества. Количество диагнозов постоянно растет. Мы утверждаем, что аутизм должен пониматься не как болезнь, а как уязвимость, исход которой зависит от социально-культурной среды. Следуя этому тезису, увеличение диагнозов ясно указывает, с одной стороны, что налицо проблемное развитие самого общества в последние несколько десятилетий, а, с другой стороны, аутисты изгоняются из общественного взаимодействия, часто становясь жертвами насилия. В дополнение к этому хорошо известно, что аутисты имеют низкое качество жизни, уровень здоровья, а также повышенный риск ранней смерти и суицида.

Право на здоровое социально-эмоциональное развитие сексуальности и отношений, часто не дается аутистам, так как они попросту исключаются из групп. Сексуальное поведение, которое является девиантным или проблемным, является лишь симптомом катастрофической ситуации, с которой сталкиваются аутисты в нашем обществе. Поэтому важно стараться изменить все аспекты жизни аутистов, чтобы предоставить им возможность участия в общественной жизни и последующего развития. Так должно быть, начиная с детского сада и до тех пор, пока люди с аутизмом не станут работоспособными гражданами.

Библиографический список:

1.   Adler, Alfred (1977): Über den nervösen Charakter. Grundzüge einer vergleichenden Individual-Psychotherapie. Frankfurt/M.: Fischer Taschenbuch Verlag (Bücher des Wissens, 6174).

2.   Balfe, Myles; Tantam, Digby (2010): A descriptive social and health profile of a community sample of adults and adolescents with Asperger syndrome. In: BMC research notes 3, S. 300. DOI: 10.1186/1756-0500-3-300.

3.   Bettelheim, Bruno (1950): Love Is Not Enough: The Treatment of Emotionally Disturbed Children. The free press, Glencoe, Illinois.

4.   Bettelheim, Bruno (1983): Die Geburt des Selbst. The Empty Fortress. Infantile Autism and the Birth of the Self.

5.   Bronfenbrenner, Urie (1977): Toward an experimental ecology of human development. In: American Psychologist 32 (7), S. 513–531. DOI: 10.1037//0003-066X.32.7.513.

6.   Bronfenbrenner, Urie (1986): Ecology of the Family as a Context for Human Development: Research Perspectives. In: Developmental Psychology (23), S. 723–742.

7.   Bronfenbrenner, Urie (1995): Developmental Ecology Through Space and Time: A Future Perspective.

8.   Bronfenbrenner_ &_Ceci_ (1994): Nature-Nurture Reconceptualized Developmental Perspective: A Biological Model. In: Psychological Review 1994 (101), S. 568–586.

9.   de Vries, Annelou L C; Noens, Ilse L. J.; Cohen-Kettenis, Peggy T.; van Berckelaer-Onnes, Ina A.; Doreleijers, Theo A. (2010): Autism spectrum disorders in gender dysphoric children and adolescents. In: Journal of autism and developmental disorders 40 (8), S. 930–936. DOI: 10.1007/s10803-010-0935-9.

10.   Dewinter, Jeroen; van Nieuwenhuizen, Chijs (2016): Sexuality in adolescent boys with autism spectrum disorder. [Netherlands]: [Uitgever niet vastgesteld].

11.   Döhler, Christiane; Döhler, Deniz (2014): AuJA – Autismus akzeptieren und handeln. Ein Leitfaden von Eltern für Eltern. Norderstedt: Books on Demand.

12.   Durant, Will; Schneider, Ernst (1981): Das frühe Mittelalter. Frankfurt: Ullstein (Kulturgeschichte der Menschheit, Bd. 6).

13.   Ganz, Andreas; Schmidt, Bernhard J. (2016): Klartext kompakt. Frühkindlicher Autismus: Verstehen = Helfen. Norderstedt: Books on Demand (Klartext kompakt, 8).

14.   Glidden, Derek; Bouman, Walter Pierre; Jones, Bethany A.; Arcelus, Jon (2016): Gender Dysphoria and Autism Spectrum Disorder: A Systematic Review of the Literature. In: Sexual medicine reviews 4 (1), S. 3–14. DOI: 10.1016/j.sxmr.2015.10.003.

15.   Greenspan, Stanley I.; Wieder, Serena (2009): Engaging autism. Using the floortime approach to help children relate, communicate, and think. 1st Da Capo Press paperback ed. Philadelphia: Da Capo Lifelong Books.

16.   Hartman, Davida (2014): Sexuality and relationship education for children and adolescents with autism spectrum disorders. A professional's guide to understanding, preventing issues, supporting sexuality and responding to inappropriate behaviours. London: Jessica Kingsley Publishers.

17.   Hellemans, Hans; Colson, Kathy; Verbraeken, Christine; Vermeiren, Robert; Deboutte, Dirk (2007): Sexual Behavior in High-Functioning Male Adolescents and Young Adults with Autism Spectrum Disorder. In: J Autism Dev Disord 37 (2), S. 260–269. DOI: 10.1007/s10803-006-0159-1.

18.   Hirvikoski, Tatja, et al. (2015): Premature mortality in autism spectrum disorder. In: The British Journal of Psychiatry

19.   Kaufman, Raun Kahlil (2014): Autism breakthrough. The groundbreaking method that has helped families all over the world. First St. Martin's Griffin edition. New York: St. Martin's Griffin.

20.   Khoziev, Vadim B.; Schmidt, Bernhard J. (2017): Auf der Suche nach einer Autismus-Theorie. Ein Russisch-Deutscher Dialog. 1. Auflage. Norderstedt: Books on Demand.

21.   Lowen, Alexander (1992): Narzissmus. Die Verleugnung des wahren Selbst. 1. Aufl. München: Goldmann (Goldmann, 12314).

22.   Mandell, David S.; Walrath, Christine M.; Manteuffel, Brigitte; Sgro, Gina; Pinto-Martin, Jennifer A. (2005): The prevalence and correlates of abuse among children with autism served in comprehensive communitybased mental health settings. In: Child abuse & neglect 29 (12), S. 1359–1372. DOI: 10.1016/j.chiabu.2005.06.006.

23.   Paechter, Carrie F. (2007): Being boys, being girls. Learning masculinities and femininities. Maidenhead: Open University Press.

24.   Schmidt, Bernhard J. (2015/1): Autistic and Society. An angry Change of Perspective. Vol. I: Understanding Autism. Norderstedt: Books on Demand.

25.   Schmidt, Bernhard J. (2015/2): Autistic and Society. An angry Change of Perspective. Vol. II: Support for Autistic? 1. Aufl. Norderstedt: Books on Demand.

26.   Schmidt, Bernhard J. (2016): Plaintext compact. The Asperger Syndrome – Between Bullying and Inclusion. 1. Auflage. Norderstedt: Books on Demand (Klartext kompakt, 7).

27.   Schmidt, Bernhard J. (2017): Autismus und der Kühlschrankmutter Mythos. 1. Auflage. Norderstedt: Books on Demand

28.   Schmidt, Bernhard J.; Ganz, Andreas (2016): Plaintext compact: The Asperger Syndrome – not only for Psychotherapists. 1. Auflage. Norderstedt: Books on Demand.

29.   Smith, Peter B.; Bond, Michael Harris (1998): Social psychology across cultures. 2. Aufl. Harlow [u.a.], Harlow [u.a.]: Prentice Hall Europe.

30.   Stokes, Mark; Newton, Naomi; Kaur, Archana (2007): Stalking, and social and romantic functioning among adolescents and adults with autism spectrum disorder. In: Journal of autism and developmental disorders 37 (10), S. 1969-1986. DOI: 10.1007/s10803-006-0344-2.

31.   Thomas, Alexander (2005): Grundlagen der interkulturellen Psychologie. Nordhausen: Bautz (Interkulturelle Bibliothek, Band. 55).

32.   Tomasello, Michael (2006): Die kulturelle Entwicklung des menschlichen Denkens. Zur Evolution der Kognition. 1. Aufl. Frankfurt am Main: Suhrkamp (1827).

33.   Vygotsky, Lev Semenovič (1929); in Rieber, Robert W.; Carton, Aaron S. (op. 1987): The collected works of L.S. Vygotsky. New York: Plenum Press (Fundamentals of Defectology).

34.   WHO (2006): Defining sexual health. Report of a technical consultation on sexual health 28–31 January 2002, Genev.

35. Wilding, Lucy (2016): Perceptions of Healthy and Unhealthy Romantic Relationships: A Comparison of Typically Developing Adolescents and Individuals with a Diagnosis of Autism Spectrum Disorder (ASD). Cardiff University. Online verfügbar unter http://orca.cf.ac.uk/id/eprint/95505.

36. Выготский, Л. С. Основы дефектологии [Текст] / Л.С. Выготский. — СПб.: Издательство «Лань», 2003. — 656 с.

Schmidt, Bernhard J.; Döhler, Christiane; Döhler, Deniz: Autism and sexuality

Summary: The wide range of the questions of diseases of autistic spectrum and its consequences for registration of the sphere of sexuality at autists is considered. Different approaches and positions concerning a problem of sexual development of people with RAS are presented. For an explanation of many phenomena and trends in psychology of abnormal development provisions of the cultural and historical concept of L.S. Vygotsky are used.

Keywords: early children's autism, gender roles, sexual development.

Аутизм: детское развитие «мимо игры и культуры»

В.Б. Хозиев

Аннотация: В рамках двойной статьи с Б.Шмидтом, К. и Д.Дёлер проводится кросс-культурное сравнение психологических подходов к проблеме «аутист и сексуальность». Обосновывается, что пропуск именно игровых предпосылок при искаженном дизонтогенезе в ходе аутизации ребенка оказывается наиболее разрушительным для его игрового, культурного и сексуального развития.

Ключевые слова: ранний детский аутизм, расстройства аутистического спектра (РАС), опосредствование, дизонтогенез, игра, сексуальность.

Об авторе: Хозиев Вадим Борисович, доктор психологических наук, профессор, Государственный университет «Дубна», зав. кафедрой клинической психологии факультета социальных и гуманитарных наук; эл. почта: v_hoziev@mail.ru

> *Как зритель, не видевший первого акта,*
> *В догадках теряются дети.*
> *И все же они ухитряются как-то*
> *Понять, что творится на свете. С.Я.Маршак*

Исторический экскурс к истокам проблемы аутизма[10] позволил обозначить, на наш взгляд, наиболее значимые моменты становления объяснительных моделей аутизации. Из сферы обсуждения в психологии теоретических оснований аутизма оказался упущенным важнейший заочный спор Л.С.Выготского и Ж.Пиаже о феноменологии, этапах и что является исходным в детском психическом развитии: аутистичность или социализация. По Выготскому, развитие ребенка совершается не от индивидуального к социализированному, а от социального к индивидуальному [8], поэтому аутистичность, которая по своему психологическому содержанию есть индивидуальность, а по форме – интуиция (одномоментное неосознанное принятие решения, интроспективно воспринимаемое и детьми, и взрослыми как автоматическое и даже вне их воли происходящее с ними; наверное, в этот ряд можно внести и эмоционально детерминируемые формы поведения: сиюминутные, поверхностные, неточные, но яркие, громкие и значимые для самого ребенка) – сравнительно позднее образование. Социализация начинается и идет с самого первого вздоха ребенка, даже задолго до рождения, поскольку

10

Данная статья продолжает дискуссию о природе аутизма, и несколько принципиальных положений этой дискуссии повторены в ее первых абзацах. Предшествующие статьи опубликованы в этом журнале. Шмидт Б. На пути к теории аутизма. // Вестник государственного университета «Дубна». Серия «Науки о человеке и обществе». 2017 – №1. – с.27-41. Хозиев В.Б. Аутизм как фокус-тема современной психологии развития и клинической патопсихологии. // Там же. – с.42-52.

совместное эмоциональное отражение окружающего мира через систему «мать – дитя» никак не удается сбросить со счетов формирующихся новообразований психического отражения. Социализация приходит со стороны паттернов ухаживающего и коммуникативного (эмоционального) поведения матери, но остается в психике ребенка как возможный способ эмоционального реагирования в отношении себе подобных. И это не «генетическое» (т.е. не органическое), но «психологическое» присвоение форм поведения.

Обозначим место эгоцентрической речи в развитии ребенка. По форме эгоцентрическая речь еще «слегка» социализована, тогда как по содержанию уже аутистична, имеет свернутую личностную топику, семантику и синтаксис. Нюансы и особенности речи, тем более, видоизмененные по форме и содержанию (тихие или громкие, в зависимости от дистанции до возможного объекта речевого сообщения, про себя, «под нос», редуцированные по содержанию, в форме приказа или жалобы, речевые стереотипии, редуцированные для поддержания контакта с участником условного диалога эхолалии и др.) продолжают свою монологово-диалоговую миссию, но уже в сильно редуцированном виде. В этой форме речи ничуть не меньше ценного, по сравнению с привычной диалоговой речью, в плане индикации, отражения сложившейся и складывающейся ориентировки ребенка, его потребностей, желаний, средств, возможностей, эмоциональных характеристик и др. Она есть действительный ключ к пониманию актуального и развивающегося детского сознания и состояния. Без учета формы и содержания эгоцентрической речи открыть подлинное значение произносимого ребенком-аутистом невозможно: нужно всякий раз специально характеризовать мотивацию, тезаурус, контекст и дискурс эгоцентрического высказывания. Для Пиаже эгоцентрическая речь нормально развивающегося ребенка – переходная ступень от аутизма к логике, от интимно-индивидуального к социальному, для Выготского – переходная форма от внешней речи к внутренней, от социальной речи к индивидуальной, в том числе и к аутистическому речевому мышлению [8]. По словам Выготского, «...эгоцентризм, принуждение, сотрудничество – таковы три направления, между которыми беспрестанно колеблется развивающееся мышление ребенка и с которыми в той или иной мере связано мышление взрослого, в зависимости от того, остается ли оно аутистическим или оно врастает в тот или иной тип организации общества» [8, с. 55–56]. На наш взгляд, мировая психология прошла в свое время мимо этих важных идей. Все внимание было сосредоточено на содержании симптоматики аутизма, но не на понимании того, как развитие, точнее, искажение развития, начинает эту симптоматику производить из «кирпичиков» нормального развития.

Для содержательной характеристики искажений, происходящих в ходе развития ребенка с РАС используем еще одну идею Л.С.Выготского, согласно которой психический патогенез у ребенка характеризуется качественным своеобразием протекания развития [9, 20]. Начальным пунктом такого своеобразия или такой «особенности» является «первичный дефект». Черепно-мозговая или какая-либо иная акушерская травма, пре- или постнатальная инфекция, интоксикация, последствия вакцинации, поражение анализаторов, генетическое недоразвитие органов, соматическое заболевание, госпитализация и т.д. – таков ряд возможных органических и функциональных причин, способных привести к запуску психического расстройства у ребенка на любой из стадий его развития. Компенсационные возможности организма и мозга значительны и у ребенка могут выступать настоящей охранной грамотой. Они способны сгладить, смягчить, скрыть тяжесть происходящего с ним, но если этих возможностей не хватает для полноценной компенсации (а иногда хватает: и тогда ни родители, ни специалисты даже не догадываются об имевшем место неблагополучии детского развития[11]), то в действие вступает «вторичный дефект».

Его опасность в том, что наряду с системным недоразвитием и искажением, обусловленными первичным дефектом, происходит существенное отклонение от нормативного развития. Это состояние мы называем развитием «мимо культуры». У ребенка начинает страдать и не развиваться то, что прямо никак не связано с первичным дефектом, но является его косвенным результатом. Как снежный ком детская задержка развития,

---

[11] Зачастую обращающиеся за консультацией родители детей с РАС описывают тяжелейшую историю болезни своего ребенка и крайне неопределенный период, когда ни медики, ни дефектологи не могут определиться с характером дефекта и начать абилитационную работу. При этом тяжесть дефекта может быть существенно преодолена усилиями самих же родителей: их внимательностью, терпением, сохранением и развитием контакта с ребенком при любых его возможностях, т.е. в конечно счете, любовью.

казавшаяся еще два месяца назад относительно простой и компенсируемой, в какой-то момент обретает качественные черты психического расстройства. В его орбиту разрушения и саморазрушения попадают уже более крупные ставшие и становящиеся единицы ориентировки ребенка в мире, близких и самом себе: речь, произвольность, предметное действие, моторика и двигательная сфера в целом и в деталях, система отношений со взрослым и сверстником и др. Как правило, когда эти поврежденные и искаженные психологические новообразования проявляются как система, то можно уже говорить о «третичном дефекте», поражающем целиком личность ребенка, практически снимая надежду на способную привести к норме компенсацию. Развитие как реализация потенциала культуры в личности ребенка в этом случае вообще останавливается, переходя на путь ненормативной декомпенсации. Физический рост ребенка ни в едином своем моменте не есть развитие, но лишь важная предпосылка для него. Процесс, в рамках которого происходит присвоение культуры: норм действия, основных ориентиров, ценностей, правил, координации действия в социальном окружении и др., мы полагаем правильным называть «опосредствованием». Это – основная категория, содержательно обозначающая, что происходит в интимном акте освоения нового культурного действия.

Из соображений исторической справедливости для иллюстрации хотелось бы использовать один из первых и, вместе с тем, прозрачный и очень простой и убедительный пример опосредствования из кандидатской диссертации П.Я.Гальперина. Дошкольникам предлагалось достать из ведерка с помощью лопатки игрушку. Функциональные различия между формальным использованием лопатки как удлинением руки и лопаткой, которая меняет, преобразует структуру движения, а рука и все тело включаются в систему орудийных операций [12], «распредмечивая» значение культурного предмета, обозначили крайние позиции для опосредствования. Таким образом, есть два этапа в освоении средства: 1) принятие средства ребенком, но пока без адекватного культурного содержания действия с этим средством; 2) когда система ориентиров, приобщенная культурой к средству, начинает работать в полном объеме, изменяя ранее несовершенную модель детского действия. Примерно такие же критерии мы предполагаем применить и к объяснению того, что происходит с ребенком при аутизации. Для нас, вообще, удивительно, что категория «опосредствование», обретшая значительный объяснительный потенциал и гигантскую философскую и гуманитарную фактологию и феноменологию в немецкой диалектике (в каноническом виде – у И.Канта, И.Г.Фихте и Г.В.Ф.Гегеля), не используется в современной немецкой психологии. Вместо этого социализация трактуется зачастую в духе бихевиоризма и когнитивизма как формальный способ «уподобления» или «подражания» ребенком взрослому, что нас существенно отбрасывает на довыготскианский уровень дискуссий о механизмах очеловечивания и приобщения к культуре начала 20-го века. Дело даже не в том, что такая позиция до предела упрощает и уплощает теоретическую модель развития. Но и в эмпирическом плане эта позиция не позволяет видеть множество источников, ручьев и рек социализации, реально представленных в культуре и отношениях с близким взрослым, не всегда на переднем плане, в основном – фоново, неявно, в форме некой потенции, до которой еще только предстоит дотянуться интересом, трудом и терпением [25].

Одна из наиболее существенных сторон отклонения от «нормативности» детского развития – невозможность привычных для культуры форм и способов опосредствования – т.е. движения в пространстве доступных ребенку культурных средств (целей, ценностей, норм, правил, схем действий, способов использования культурных предметов, речевых выражений, лексики, экспрессии и др.). Непосредственное общение и предметная деятельность – это ведь не абсолютные ценности сами по себе, но преходящие возможности для ребенка в доступном для него направлении интериоризации культуры. И если что-то бывает потеряно, свернуто (например, в ситуации госпитализации, длительного пребывания ребенка в казенном образовательном учреждении, как правило, с проживанием, при хронизации соматического заболевания, в ситуации длительного семейного кризиса и др.), то могут существовать варианты компенсированного развития. Но возможен ли возврат к «нормативности» в ситуации некомпенсированного развития? Этот вопрос на долгие времена и всем грядущим поколениям родителей и специалистов.

Когда ребенок нормален, то он хоть в каком-то виде ориентирован на взрослого и именно от него получает все необходимые и желанные для себя ориентиры в поведении. Вот, например, ту самую гальперинскую лопаточку ребенок должен хотя бы взять в руки. А если распадается эта сложная внешне-внутренняя связь между близким взрослым и ребенком, при этом дитя не успело сориентироваться ни на взрослого, ни на предмет, ни на социальную норму поведения? И он не берет лопатку и бежит с криком от взрослого – так поступает аутист. Долгосрочный эффект развала системы человеческих отношений ребенка с ближайшим окружением под влиянием отдельно, изолированно и в отрыве от сугубо человеческих форм общения и взаимодействия осваиваемых действий поначалу почти никем не замечается из его ближнего окружения. Его, видимо, замечают лишь совсем отчаявшиеся родители, когда начинают регулярно наблюдать деструктивные проявления стереотипий у ребенка. Такого рода действия возможно видеть, к примеру, у медведя в зоопарке, когда в невыносимую для него погоду и под влиянием толпы зрителей медведь производит бесчисленное количество циклов погружения в воду своего бассейна, стремительно вылезает на берег, пробегает какой-то участок своей клетки, а затем вновь бросается в воду. Через некоторое время толпа перестает восхищаться этим мощным порывом зверя, понимая, что что-то пошло не так. Слишком обреченными выглядят действия медведя, изолированными, бессмысленными. Создается впечатление, что дальше – только суицид. Похожее происходит с ребенком с РАС. Оказавшись в силу мощного деструктивного действия «первичного дефекта» вне культурного диалога со взрослым, ребенок пытается создать и открыть свой диалог, предлагая и выдвигая свои средства и возможности для установления контакта и проведения своей линии активности[12]. Но родители и часто психолог не понимают замысла Творца, полагая эту активность внекультурной, незначимой и «болезненной». В результате исчезает почти последний канал налаживания связи и установления понимания между ребенком и взрослым.

Таким образом, важнейшей задачей психолога является возвращение ребенка с РАС к культурным, нормативным трендам детского развития. Конечно, это в чем-то напоминает гераклитово «войти второй раз в ту же реку». Но жизнь утроена сложнее апории. К этим рядам, сюжетам и сценариям самой культурой подогнаны многочисленные и почти не подлежащие учету родителями и практиками воспитания виды и формы опосредствования: освоение предметных действий, общение и обобщение, речь, язык, искусство, символический план ориентировки в смысле человеческих действий и отношений и др. И возглавляет весь этот список и придает ему значение необходимого детская игра. Мы только коснемся проблемы «Опосредствование и «Игра», попытавшись не увязнуть в глубине

---

[12] Некоторые родители научаются виртуозно понимать своих детей с РАС, по их мимике, жестам, позам, звукам, направлению активности и др. Они зачастую с видимым удовольствием комментируют эти состояния, но вот повлиять на них, подчинить коммуникативный и экспрессивный аспект детской коммуникации культурной норме они не могут. Но, вместе с тем, совместная деятельность объемлет все формы активности ребенка, формирует обратную связь, создает новые мотивы, дает ребенку новые средства и др.

открывающихся проблем и перспектив. Игра как будто создана для максимального развертывания всех видов и форм опосредствования и создания условий для развития. В ней первичен мотив быть причастным к взаимодействию с Другим, уже первейшие действия взрослого после рождения ребенка легко обнаруживают готовность ребенка отвечать на них [19, 18, 27-29].

Если буквально и под микроскопом не рассматривать новообразования первого месяца жизни на наличие в них смысла – то комплекс оживления, двигательные нерефлекторные ответы на касания взрослого и манипулирование им руками младенца и др. – несложно заметить моменты установления контакта, диалога, первые пробы со стороны ребенка, и все это еще прежде моментов подражания, игры и полноценного общения [19, 28]. Назовем его *предыгровым*, т.е. начальным, синкретическим, досимволическим и др. по содержанию и организации активности и взрослого, и ребенка, но, несомненно, готовящим к развертыванию игровые возможности ребенка. Ибо из этого «сора» (следуя поэтической метафоре Анны Ахматовой) дальше может оформиться их полноценное предметное, коммуникативное и игровое взаимодействие. Или не оформиться, если опыта этого взаимодействия нет в диаде взрослого и ребенка, или по иным сохраняющим свое разрушительное действие причинам «перводефектного» или «втородефектного» ряда.

Чуть опережая результирующую часть нашей статьи, подчеркнем, что игра с аутистом (конечно, при определенных условиях: тонко найденном профессионалом компромиссе в имплицитно заданных правилах игры ребенка и взрослого, удачном моменте времени для развертывания игрового диалога, благоприятном эмоциональном фоне и др.) представляется кратчайшим путем для возвращения его в лоно культуры. Во всех наших практических и консультативных действиях мы идем путем развертывания посильной для реализации аутистом игры: часто предметной (через приглашение совместно что-то построить, использовать какой-то игровой заместитель, смоделировать какую-то известную ситуацию и др.), иногда коммуникативной, редко ролевой и почти невероятно – сюжетно-ролевой.

Возможно ли в какой-либо детско-родительской или детско-психологической диаде сделать для контакта и организации развития нечто лучшее, чем это сделано и приготовлено в культуре? Из осторожности ответим неопределенным *не знаем* и напомним, что, несмотря на уже полувековой опыт существования проективного рисунка «несуществующего животного», никто ничего *не существующего ранее в культуре* нарисовать не смог.

Отечественная традиция, намеченная в цикле исследований постнатального периода детского развития в 30-40-х годах прошлого века Н.М.Щеловановым, Н.М.Аксариной, Р.Я. Лехтман-Абрамович и др. [18, 22, 23], была обращена на решение сложнейшей и деликатнейшей психолого-педагогической задачи: не дать возможности детям, оказавшимся без попечения родителей в домах ребенка, упустить свой шанс войти в культуру с парадного входа, «соскользнуть», «сползти» из-за дефицитарности взаимодействия с неродным взрослым и не направиться по аномальному пути развития. Альтернативой нормативности была бы только олигофрения и аутизация. Позднее Р.Шпиц назовет это состояние госпитализмом [31]. Этот материал следует считать ценнейшим, и просто не иначе как образовательной бедой и расточительностью можно считать отсутствие достойных ссылок на эти исследования и продолжение этих идей в наше время. Дело не только в историческом интересе к этим исследованиям, но в классе самих исследователей, в отсутствии их концептуальной ангажированности, а главное в том, что они были озабочены поиском практического решения, которое гарантированно спасало бы детей в их тяжелейшей жизненной ситуации – все это способствовало честной и объективной эмпирической характеристике ими постнатального периода в интересующем нас аспекте.

Мы специально так настойчиво рассматриваем этот период развития ребенка, поскольку зачастую в эти моменты, мгновения и эпохи развития ребенка решается, по какому пути пойдет детское развитие. По сути – это модель аутизации, в соответствии с ней аутизм прокладывает свой путь в психике ребенка раннего возраста, дошкольника, школьника и подростка. Если характеризовать значение этих первых, еще не оформленных действий ориентировки ребенка во внешнем мире и в отношении близкого взрослого, то обратим внимание на характеристики, которые находит Е.Ю.Завершнева, исследователь творчества Л.С.Выготского, в его наследии: это –

«ранний, доинтеллектуальный исток внутренней речи, на способность человека отвечать на значимость происходящего. В младенчестве этот ответ еще не оформлен членораздельно, он выражается криком, плачем, интонацией, лепетом, жестом, однако все формы сообщения уже включены в поле Другого (Ж. Лакан); они порождаются в смысловом поле, которое распределено между ребенком и взрослыми имеет интерпсихологический характер» [15]. В самом деле, интегральный и, вместе с тем, синкретический характер детской реакции, в котором еще нет четкой адресации взрослому и признаков какого-либо *значения*, но они намечены, и, если эти всполохи активности не будут проигнорированы близким окружением, то у них есть очевидный шанс обрести *интерпсихологический потенциал*, а, стало быть, путевку в нормативную социальную жизнь.

Выготскому в ряде работ вторит исследователь детского онтогенеза французский психолог А.Валлон, утверждая, что взаимодействие ребенка с миром людей, представленным первоначально ухаживающими за ним взрослыми, опосредствует все иные его отношения с окружением. На ранних этапах онтогенеза решающую роль играет эмоциональное общение ребенка со взрослым, его невербальная, несловесная коммуникация с ухаживающим за ним человеком. До возникновения речи младенцу жизненно необходимо овладеть эмоциональными способами воздействия на взрослого. А это труднейшая задача для малыша. Он должен научиться распознавать свойства необычайно сложного социального существа - человека, особенности его мимики, интонаций голоса, жестов, поз. Ребенку жизненно важно понять их значение, суметь проинтерпретировать их. Одновременно он должен овладеть собственными непроизвольными эмоциональными реакциями - понять, как они воздействуют на взрослого, какие желательные для ребенка ответы они вызывают. Иными словами, младенец должен продифференцировать свое первоначальное нерасчлененное аффективное состояние, овладеть эмоциями, научиться контролировать их [6, 7].

Таким образом, мы видим, что первичные реакции являются сложными по содержанию и по форме, их задача – общий знак происходящего, оценка. Но даже однократное применение, как показывает многочисленный опыт наблюдения и экспериментирования с младенцами, показывает, что эти реакции чрезвычайно пластичны, способны изменяться, трансформироваться, сгущаться и даже обращаться в свою противоположность исходному виду и содержанию [2, 6].

Именно пластичность и стремительность оформления, а также системный характер, выражающийся в том, что задействует сразу весь план детского развития, составляют и операционализируют, как нам представляется, основные черты базового доверия или недоверия к миру, как их понимал Э.Эриксон.

Когда потребности новорожденного становятся потребностями Другого, взрослого человека, возникает ситуация взаимодействия. Мы не сможем в данной статье рассмотреть все нюансы этого особого культурного состояния, которое условно можно определить как пространство совместной ориентировки взрослого и ребенка. Укажем лишь, что в ряду действий новорожденного есть такие, что управляются ситуацией и стремлением достичь определенного результата. Но есть и сугубо познавательные: а что будет, если вот так поступить? Это экспериментирование и есть игра в значении моделирования для себя возможных ситуаций взаимодействия с предметом и партнером. Во всяком случае, даже эмпирическое сравнение детей, которых пеленали и не пеленали на 1-3 месяцах жизни (то есть фактически ограничивали их активность), показывает, что первые существенно тише, сдержаннее в движениях, менее активны, эмоционально придавлены и обращены, скорее, на себя, нежели на внешний мир. И если проследить за индивидуальным развитием круговых (циклических реакций) у ребенка без пеленания, то и здесь возможно наблюдать гораздо больше степеней свободы, точности и предметной отнесенности. Можно представить, что даже без сопутствования органических причин, неудачной вакцинации или функциональных нарушений в нервной системе пеленание вполне составляет самостоятельный фактор риска аутизации. И таких неучтенных факторов предостаточно.

В частности, А.Валлон приводит пример из размышлений о сенсомоторном интеллекте Ж.Пиаже, в котором человеческое лицо полагается поливалентным возбудителем, связанным у грудного ребенка с наиболее интересными моментами его жизни. Но это значит ввести общий фактор интереса, который больше не сводятся к сугубо сенсомоторным схемам, ввести аффективную силу, способную вызвать, сочетать виды их деятельности [6]. А если у ребенка в развитии имеет место сложное сочетание депривации лица, интереса и иной направленности (например, небезопасной) аффективности? Объединим данные примеры в общую пропедевтику доигрового периода развития у ребенка. Укажем, что целостное культурное пространство, еще пока не освоенное, но распростертое вокруг диады ребенка и взрослого, общественные предметы, каждый из которых со своей предысторией и функционалом, множественные детали общения и взаимодействия, способы нянченья и пеленания, фонемы речи, интонации, касания, телесные знаки и хваты, ласки, лица, эмоции, вкусы, запахи и многое другое – все это и составляет тот самый *интерпсихологический потенциал.*

И теперь о следующем смысловом узле нашей статьи. *Что именно, какая форма активности ребенка обеспечивает присвоение этого потенциала?* Попробуем обозначить качественное своеобразие этой самой начальной, постнатальной стадии детского развития. В дальнейшем мы будем вправе обобщить и перенести намеченные нами моменты нормативного и аномального развития на схожие ситуации с аутизмом на всей онтогенетической шкале. Итак, взаимодействие со взрослым произошло, но функция и структурное оформление действия ребенка только намечаются – об этом периоде идет речь. Нам, сторонним наблюдателям, все время кажется, что лишь ближайшие моменты, очевидные, желанные, упрямо культивируемые взрослыми, крепкие и сильные, ясные, рельефные и др. способны детерминировать развитие ребенка.

Вероятно, это не всегда так. Поле гигантского открытого и скрытого культурного потенциала и «сор» из поэтической метафоры Ахматовой блестяще охарактеризованы в следующей цитате Выготского: «Ни в одном из известных нам типов развития никогда дело не происходит так, чтобы в момент, когда складывается начальная форма ... уже имела место высшая, идеальная, появляющаяся в конце развития и чтобы она непосредственно взаимодействовала с первыми шагами, которые делает ребенок по пути развития этой начальной, или первичной, формы. В этом заключается величайшее своеобразие детского развития в отличие от других типов развития, среди которых мы никогда такого положения вещей не можем обнаружить и не находим...» «Это, следовательно, означает,— продолжает Выготский,— что среда выступает в развитии ребенка, в смысле развития личности и ее специфических человеческих свойств, в роли источника развития, т. е. среда здесь играет роль не обстановки, а источника развития[13]». И если это положение или гипотеза права, то возможно себе только представить, какое множество трендов развития ребенка упускается взрослым из виду только потому, что он не понимает психологии детского бытия. И как же беспощадна судьба к родителям детей с РАС, когда из немногих оставленных органическими или функциональными нарушениями трендов развития они не замечают ни одного.

Ключевая роль во взаимодействии со средой – этим источником развития – принадлежит Игре. Каково значение и место игры в

---

[13] Цит по послесловию Д.Б.Эльконина к Выготский Л.С. Собр. Соч. в 6-ти т. Т.4., с 395.

детском развитии? Есть три идеи, которые в психологии и педагогике продолжают оставаться некой основой для понимания детского развития. Первая из них утверждает, что игра есть частный случай детского развития, вспомогательный или даже дополнительный вариант. Игра не обязательна, является не более чем декорацией и украшением детского развития[14]. Вторая позиция интуитивно понимает, что из игры прежде всего вырастают самые различные варианты детского развития и формируются различные новообразования. Общение, речь, планирование действий, ориентировка на смысл ситуаций, очевидный и хорошо обеспеченный средствами путь для проникновения в мир взрослых и др. – нельзя игнорировать игру, но и не следует ее значение чрезмерно усиливать – таков вердикт этой точки зрения (*делу время – потехе час* – так афористично характеризует такую позицию русская пословица). Наконец, точка зрения, согласно которой игра является основной и главенствующей формой проникновения в культуру, а по Й.Хейзинге, вообще, «игра была прежде культуры» [24]. В этой парадигме принципиальным является положение о непременном прохождении школы игры при вхождении каждого

---

[14] Данная точка зрения помимо теоретиков развития очень распространена в среде родителей. Даже есть такой стереотип поведения родителя при обращении в психологическую консультацию. Описав свой запрос к психологу, родитель как-то пессимистично и почти обреченно жалуется на ребенка: *А еще он играет. – Это компьютерные игры? – Нет. Солдатики, железная дорога, из Лего дома строит.* – На реплику «*Так это же хорошо!*» родитель недоуменно смотрит на психолога и, видимо, про себя что-то понимает про какую-то парадоксальную и непостижимую науку психологию, заставляющую его обращать внимание на такую мелочь и невообразимо легкомысленное занятие как игра.

нового кандидата в люди, ребенка, в систему социальных отношений. Социализация невозможна иначе, нежели через игру. Есть масса индикаторов, показывающих, что все или почти все виды и формы человеческой активности начинают становление в форме детской или подростковой игры, а лишь затем развертываются в более менее зрелые формы во взрослой жизни [24, 29]. Эти начальные формы могут называться по-разному, даже, к примеру, «функциональными играми», по Ш.Бюлер, – когда ребенок трогает объекты, производит движение конечностями, меняет позы и др. Но и в этом случае между взрослым и ребенком в такого рода взаимодействии уже начат диалог, поскольку, по М.М.Бахтину, «понимание есть диалог» [3]. Игра – это ведь не только игровые действия. Если бегло рассмотреть нормативный генезис и структуру игры, то можно увидеть, что в предметной, ролевой и сюжетно-ролевой форме игры происходит становление ключевых новообразований[15]. Понятно, что ребенок не сразу

---

[15] Это достаточно крупные этапы развития игры. Мы бы с удовольствием рассмотрели в мелком масштабе и подстадии развития игры, а также ее возможные вариации в ходе детского развития и в разных этносах и сообществах. Доказательность наших теоретических положений тогда стала бы выше, но чтобы не увеличивать объем статьи ограничимся лишь обозначением данных этапов. Наметим для наших немецких коллег направления ближайшего развития нашего диалога. Одной из сильнейших линий продолжения и развития идей Л.С.Выготского стал цикл работ, посвященных исследованию детской игры под руководством Д.Б.Эльконина [29]. Игра в нашей практике работы с детьми с РАС занимает ключевое место. На всем протяжении прослеживаемого нами развития детей с РАС от 2 до 20 лет игра является основой для развертывания культурных, коррекционных и психотерапевтических форм взаимодействия. Отмечаем, что на доступных нам кадрах видеозаписей с сайтов AuJA именно игра (в том числе театрализованная) является основной формой для выведения

«дотягивается» до сути происходящего в процессе взаимодействия со взрослым. В основе игры лежит метафора – скрытый культурный смысл ситуации или той или иной формы деятельности близкого взрослого. Движение малыша к ней начинается с первого шага, поскольку *любая форма деятельности близкого взрослого обладает игровым приоритетом, притягательностью и заманчивостью* для ребенка[16].

Игра – это пропедевтика в культуру. Основным содержанием игры для ребенка является подражание близким взрослым,

_____

аутистов на уровень групповой включенности. Так что и в этом практическом направлении мы вполне близки с нашими немецкими коллегами.

[16] Приведем пример из «полевых» исследований. Наша дипломница М.С.Тагирова описала развертывание игры у детей-ханты (западносибирский, обской, считающийся коренным народ). Детей было четверо, сибсы из братских семей. Условно «старших» было трое, 7-8 лет, младшему – 5. Он ни разу не был в поселке (ханты живут в лесных поселениях, кочуя за оленьими стадами, там нет никаких магазинов), поэтому его сразу отстранили от игры в магазин. Он отошел чуть в сторону, взял с земли утиную косточку (по-хантыйски она называется «вассе-нюль»), приспособил ее на шишку в виде оленьих рожек и начал играть «в оленей». Трое старших детей соорудили прилавок, один из них встал за него в качестве «продавца», и они тоже начали играть. Но игра им явно не удавалась: кроме банального: *«дайте мне то-то и то-то», «сколько стоит?», «держите сдачу»* – никакого иного содержания дети не смогли ни вложить, ни извлечь из «магазинного» сюжета. Они же не знали еще «великой» метафоры торговли и множества других хитроумных правил, заключенных в манипулировании людьми друг другом в ходе обсуждения цены и качества товара. Поэтому через какое-то время старшие дети стали с тоской смотреть на оживленную игру младшего и даже подсказывать ему сюжетные ходы, поскольку в уходе за оленями им знакомо почти все. Это – пример того, что игровая метафора должна быть внесена кем-то знающим в игру и в игре переоткрыта. Культура «работает» и расширяет свою экспансию именно так, через своих агентов, людей, через метафоры, смысл, символы и знаки.

разыгрывание всевозможных сцен и ситуаций, значение которых еще не до конца прояснено, проба своих возможностей в отношении намеченных социально значимых ориентиров. Игра не есть просто эмоциональное удовольствие, общение ради общения или еще как-то, но настоящая *рабочая лошадка* развития. Через игру реализуется познание, раскрываются значения наиболее важных для ребенка ориентиров жизни. Чрезвычайно насыщен каждый этап игрового развития, включающий множество средств, форм взаимодействия со взрослым и сверстником, протекающий не в логике возраста или созревания, но в этапности *психологии обретения* нового опыта игры. Конечно, взрослый не психолог, не дидакт и не предполагает развертывать игру сообразно каким-то известным лишь психологам законам. Но любви к ребенку в жизни оказывается достаточно: ориентируясь на ребенка, взрослый выстраивает взаимодействие, скрытой, неявной задачей которого является мягкое приведение к партнерству. Вряд ли самый обычный взрослый знает критерии детского развития. Но он ориентируется на моменты игры, на обратную связь, многообразно идущую от ребенка-младенца: понимает тот акт кормления или нет, открывает ротик перед ложечкой, улыбается в ответ на улыбку взрослого, который своей эмоциональной реакцией помечает итог интеракции, рядом других действий и эмоциональных реакций готовит следующую операцию ухода или кормления и др. [17]

---

[17] Буквально на днях в новостях о трагедии – взрыве в доме в Магнитогорске – прошла информация, как на третий день поисков в завалах был найден живым 10-месячный ребенок. На наш взгляд, это драматичная, но очень точная

Игра содержит мощные пласты ориентировки, интеллектуальных, эмоциональных, волевых, коммуникативных возможностей: складывание замысла игры, подбор игрушек, замещение, игровая торговля, понимание правил, установление первичного контакта, мотивация игры и др. По поводу каждого из этих аспектов может быть развернута самостоятельная история исследований, но для нас в данной статье самый важный вопрос, а каков общий психологический результат от включения ребенка в игру? – И ответ тоже несложный, это – *начало социализации*. Даже если именовать этот процесс так просто и лапидарно как *социализация*, то необходимо отметить, что та модель детского развития, которой мы следуем, исходит из представления об иерархическом характере новообразований у ребенка. Какое-то одно новообразование, приобретшее статус средства и доминируя на данном этапе развития, начинает задавать весь строй целостной системы средств и возможностей. Например, акт хватания ведет за собой ряд других действий, перемещений, подводок, чтобы осуществить решающее движение. Акт переворачивания примерно так же формируется из ряда согласованных между собой перемещений и подготовительных группировок, но затем становится центральным моментом контроля пространства позади себя для трех-четырехмесячного

___

иллюстрация к характеристике интерпсихического потенциала младенца. Дальше идет фрагмент рассказа спасателя. *Отодвинули несколько плит, разобрали конструкции, после чего была минута тишины, чтобы услышать, есть звуки или нет, и спасатель услышал детский плач с уцелевшей стороны. После этого остановили всю технику, чтобы еще раз убедиться. Прислушались, когда говорили «Тихо!» – ребенок тоже реагировал, затихал. Начали говорить: «Ну, где же ты?» – Он вновь реагировал плачем.*

правильных названий этого предмета. Но ведь мало того, что предмет на картинке выглядит иначе, чем в жизни, а контекст взаимодействия не понятен ребенку. Психолог ребенка таким образом обманывает, подкупает и заставляет действовать определенным образом, но смысла происходящего, смысла этой странной игры так и не открывает. Вот она, клиническая картина систематического обмана и манипулирования аутистом: он-то ориентирован на доброжелательность занимающегося с ним психолога, он старается угодить и влюбить психолога в себя. А вместо этого, коварный мастер эмпатии элементарно добивается прагматического результата: выполнения простейших и абсолютно ненужных и неуместных для аутиста действий. Как только аутист эти действия производит, психолог стремительно сменяет эмпатию на официальный тон: цель занятия достигнута, зря эмпатию расходовать смысла нет.

Патологическая симптоматика залакированного бихевиоральным методом действия у ребенка с РАС (АВА-терапия [26]) выглядит так: ребенок начинает без какого-либо приглашения ко взаимодействию выполнять механический и для него бессмысленный набор действий. Отчасти это напоминает белку в колесе. Но белка занимается фитнесом и, скорее всего, чувствует пользу от этого упражнения. А ребенок может выполнять эти упражнения, как говорила в свое время ассоциативная психологическая школа, *для функционального удовольствия*. Т.е. вместо курса на восстановление сохранных пока связей с социумом, вместо использования грандиозного потенциала опосредствования культурой и подхвата слабых возможностей ребенка в части взаимодействия со взрослым и общественным предметом происходит целенаправленное вытеснение ребенка за пределы этой культуры через навязывание ему навыков, не имеющих отношения к развертыванию целостных форм культурной активности (ориентировки). В русском языке поколением моих учителей были найдены точные слова, характеризующие на русском языке смысл происходящего: *формирование* – если становление действия имеет психологически верный тренд в отношении детского развития (не когнитивного, не сугубо эмоционального или волевого и др., но личностного); и *формование* – когда нет никаких связей с личностным развитием, и только какой-то примитивный прагматический и психологически неквалифицированный расчет указывает, что это действие необходимо ребенку.

Грубо говоря, последствия применения такой методики не очень известны. Краткосрочный эффект связывается с освоением несложных действий, но поезд настоящего развития уходит от ребенка далеко вперед. Не вводятся самые важные средства, но вместо них – суррогатное повторение, имитирующее освоение речи, тогда как речь не есть называние слов, но умение вести диалог. В нем детали подчинены главному – эффективному взаимодействию с другим человеком. Иногда коллег распирает гордость, как же, ребенком аутистом освоено 10 понятий за месяц! Но речь уничтожена, она отсутствует, ибо задача диалога между взрослым и ребенком сменилась для аутиста на задачу заучивания и воспроизведения маловостребованных им слов (или действий). Психологически это кажется настоящей трагедией, особенно когда затем родители обращаются за помощью в преодолении такого рода терапии. Легко догадаться, что обретенные высоты в постижении новых слов оказываются зыбкими, ребенок не может использовать слова как средства, поскольку психологическая теория, стоящая за такой работой с аутистом, вообще не имеет объяснительной модели освоения речи. Всего-то сто лет назад основоположники бихевиоризма говорили, что речь – это система артикуляционных навыков. Т.е. не деятельность, как полагал В. Фон Гумбольдт, не конвенциональный акт взаимодействия между людьми, как считал Ф. де Соссюр, и даже не как сложная система генеративной грамматики с глубинной семантикой, по Н.Хомскому, но элементарный условный рефлекс. (Позволим себе в связи с этим еще один поэтический афоризм: *Какое, милые, у нас // Тысячелетье на дворе!*).

Читатель, видимо, понимает, что в данном подходе имеет место редукция высокой и сложной культурной формы бытия к примитивным навыкам. И все ссылки на то, что подобная работа позволит преодолеть операциональную невозможность ребенка говорить упирается в грубейшую психологическую и методическую ошибку. Не операциональная возможность ведет к развитию речи, а как раз мотивационное желание ребенка взаимодействовать со взрослым ведет к освоению любых возможностей хоть голосового, хоть жестового языка[21]. Телега не

---

[21] У нас есть опыт настоящей психологической реанимации детей с РАС после АВА-терапии. В основе их спасения лежит здравый смысл их родителей, которые продолжали мягко и тепло общаться с детьми даже во время жестких методических процедур. В результате пассивный словарный запас этих детей все равно увеличивался, несмотря на отвращение, которое они получали к

может идти впереди лошади. Тогда что получается, у глухих речи нет? – Но ведь есть, жестовая, так называемый «дактиль». А множество по-настоящему форм речевых, как их ни назови: паралингвистической или экстралингвистической или невербальной – категорий именования здесь много? Но смысл у этих форм один: они призваны поддерживать диалог, общение, взаимодействие - вот, что является речевой основой, истоком речи и исходом для ребенка с искаженным онтогенезом. Действие, которое не ведет к расширению культурных возможностей – уводит ребенка от мира культуры и обрекает его на самостоятельное проникновение в нее с минимальными шансами на успех.

Обратимся еще раз к Л.С.Выготскому: «... психологически и педагогически вопрос ставился обычно грубо физически, по-медицински; физический дефект изучался и компенсировался как таковой; слепота означала просто отсутствие зрения, глухота - слуха, как будто дело шло о слепой собаке или глухом шакале. При этом упускалось из виду, что, в отличие от животного, органический дефект человека никогда не может сказаться на личности непосредственно, потому что глаз и ухо человека не только его физические органы, но и органы социальные, потому что между миром и человеком стоит еще социальная среда, которая преломляет и направляет все, что исходит от человека к миру и от мира к человеку. Голого, несоциального, непосредственного поставить и осмыслить как социальную проблему, потому что не замечаемый прежде социальный ее момент, считавшийся обычно второстепенным, на самом деле оказывается первостепенным, главным. Его и надо поставить во главу угла. Надо смело взглянуть в глаза этой проблеме, как проблеме социальной» [9]. Вдохновляет, что до сих пор намеченные им идеи продолжают оставаться эвристичными и актуальными. Грустно, что до сих пор они *актуальны.*

Это значит, что предшествующие 95 лет ничего не изменили в практике работы с людьми, имеющими проблемы с РАС. До сих пор по всему миру мы видим все те же основные тенденции абсолютно бесполезной и безнадежной псевдопедагогической и псевдодефектологической работы: собирание детей с аномалиями под одной крышей, стремление к группировке по нозологии и тяжести заболевания, сниженные, катастрофически сниженные, как говорят в спорте, до состояния «зачета по последнему», программы обучения, бесконечные повторения упражнений как методическая основа обучения, как будто ничего нового и эффективного не было создано со времен Э.Торндайка и т.д. В учебной или коррекционной группе могут не делать различий между принципиально различными формами дизонтогенеза, использовать дискретные и аддитивные по сути упражнения и т.д. Игра в дефектологии почти в забвении, она кажется чем-то чуждым для «серьезной» коррекционной работы, а уровень квалификации специалистов не позволяет им эффективно использовать игру ни для каких задач детского развития.

Сексуальность как проблема и беда аутиста[22] – одно из следствий не представленной в детстве аутиста игры. В культурно-исторической традиции принято трактовать сексуальность как высшую психическую функцию, по Выготскому, т.е. социальную по генезу, опосредствованную по строению и произвольную по функционированию. Сексуальность, как ее ни рассматривай и ни трактуй, есть одна из глубоких культурных метафор. И если аутист не понимает слов и выражений, смысла живописи и поэтического языка, ему недоступен юмор, шутка, элементарные сравнения, на которых базируется мир метафорического понимания, диалога и чувствования, то он не понимает и игры полов. Понятно, что уязвимость аутистов, о которой деликатно говорят наши коллеги в тексте своей статьи, обусловлена бэкграундом этой сферы человеческой жизни после тотального доминирования идей психоанализа. Но если отбросить идеи пансексуализма и вернуть взвешенный гуманитарный подход к проблеме сексуального воспитания детей, то мы увидим, что для ребенка с РАС депривация игровых возможностей сначала с родителем, затем с воспитателем и другим взрослым, со сверстником, с группой детей, а затем и с представителями противоположного пола является настоящей последовательностью нарастающей «вторичной» дефектности. Но возможно ли что-то сделать, чтобы картина не казалась в этой

---

[22] Отметим, но это замечание, конечно, требует специальной проверки, что те дети-аутисты, с которыми работаем мы в России, по симптоматике выглядят гораздо тяжелее, чем немецкие дети с теми же диагнозами. Возможно, ключевым симптомом, разделяющим две выборки, является «сохранный интеллект». В России мы не считаем этот симптом принципиальным препятствием для

области столь беспросветной? – Разумеется, развертывание игры способно вывести ребенка с РАС на приемлемые для осуществления полового поведения культурные горизонты. Мы понимаем, что в этом месте статьи необходимо привести различные примеры таких траекторий развития детей с РАС, чтобы подкрепить доказательствами это наше положение. Но это произойдет уже в других статьях.

Перейдем к выводам. Опосредствование – вот вокруг чего вращался начатый Выготским переворот в психологии [25]. То ли действительно его гениальность, то ли уникальное совпадение условий и людей вокруг него, то ли блестящее владение философией и умение учиться, но его идея преодоления постулата непосредственности становится ключевым моментом даже не психологии, а настоящей гуманитарной философии. «Непосредственностью» до сих пор больна основная часть психологии, продолжая рассматривать человека как вчера появившегося в мире, лишенного истории, культуры, социального окружения, ценностных и инструментальных возможностей, «самого по себе». Культура не становится просто одним из средних звеньев между человеком и предметом, человеком и задачей. Она – среда и средство, источник потребностей и способ их удовлетворения, условия – процесс – и результат. Гипостазируя, возможно утверждать, что интериоризированная культура и есть человеческая психика. Культура тотально стоит на стороне развивающегося человека. Она задает его развитие. Мы привели блестящую мысль Выготского, что все формы человечности уже заданы еще до физического появления ребенка на свет. Никаких робинзонад, никакого одиночества, из культуры дитя черпает потребности и мотивы своих действий, на нее направлены все его усилия по изменению своего положения и многочисленных деяний, критериями культуры он руководствуется в любых формах своего бытия. В ней гигантский потенциал развития, самореализации и обретения для себя помощи и поддержки. Поэтому выпадающие из культуры действия никуда не ведут.

Есть некий общий закон становления психики в ходе развития. О нем глубоко и обстоятельно размышляли и писали Л.С.Выготский, А.Н.Леонтьев, П.Я.Гальперин, А.В.Запорожец, Д.Б.Эльконин и др. От материальных и материализованных форм, доступных человеку (не имеет принципиального значения, с нормальным или аномальным развитием), к знаково-символическим формам (самой «простой» из них является речь), а далее – к умственным формам (внутренней речи, *чистой мысли*, как именовали ее в Вюрцбургской психологической школе). Полное прохождение всех этапов не всегда необходимо. Опять-таки, для нормального развития трудно моделировать онтогенез, поскольку как только новое средство начинает осваиваться (а каждое новое средство в действительности является системопредставляющим средством), через него начинает свое ориентирующее воздействие на человека вся система средств, методов, форм действий, связанных именно с этим конкретным артефактом. Почему так происходит? – Долгие этапы эволюции и развития цивилизации подготовили для людей эту возможность. В определенном смысле сложнее отойти от нормального онтогенеза, нежели сопротивляться тотальной силе опосредствования. Тем не менее, аутистам в определенных моментах это удается. Почему? Что стоит за их недостаточной вовлеченностью в социальный опыт и позволяет им соскользнуть, соскочить с поезда нормативного развития (предопределенного, полагаемого в обществе за правильное, устоявшееся, под него есть развивающие и воспитательные процедуры, все взрослое окружение по опыту знает, как оно выглядит и др.)?

Параллелограмм развития, открытый и представленный А.Н.Леонтьевым в исследовании памяти, проведенном под руководством Выготского [17], указывает нам на определенный внутренний ритм становления культурных средств в онтогенезе человека. В этом ритме заметно, что без систематического освоения культурных средств (языка, грамматики, лексики, правил поведения, системы счисления и др.) даже нормальный ребенок не может сделать радикального шага к свободному, интериоризованному уровню владения культурными действиями. И ведь можно только представить, как же оказываются трудны эти шаги для аутиста, который пропустил первые акты спектакля под названием «жизнь» – см. эпиграф к этой статье. Потому восстановление совместного бытия, доверия и совместной деятельности ребенка и взрослого – основная задача при аутизме, какую бы теоретическую позицию не занимал бы при этом психолог или дефектолог. Доверие (любовь, участие), культура и игра – важнейшие достижения цивилизации, настоящий фундамент, на котором стоит здание нормального онтогенеза и его возможных вариаций для детей с РАС.

Следует согласиться с позицией Б.Шмидта и его коллег в той части, где он говорит о неправильности отрицающего, негативного отношения к отсутствующим возможностям аутиста. Из того, что именно в этот момент аутист не может адекватно действовать, эмоционально реагировать, чувствовать, принять помощь, осуществить развернутую ориентировку в проблемной ситуации или не справиться с задачей, которая не представляет большой проблемы для человека с условной нормой развития, вовсе не следует, что все в его жизни обстоит фатально и обреченно. В отечественной традиции Выготским было введено важнейшее понятие зоны ближайшего развития (ЗБР), которое фиксирует особую ситуацию введения в культуру (инкультурацию, как называют этот процесс наши немецкие коллеги). ЗБР – это особая ситуация развития, когда взрослый может найти, подобрать и использовать такие средства ориентировки в задаче, стоящей перед аутистом и его грядущим действием, развернет их и позволит освоить. Пожалуй, эта психологическая схема подбора средств и есть магистральное направления помощи и работы с аутистом. Культура позволит справиться с любой человеческой задачей, нужно только выбрать из нее правильные и посильные для конкретного человека средства.

Список литературы

1. Аппе Ф. Введение в психологическую теорию аутизма.– Москва: Теревинф, 2006.– 216 с.

2. Бауэр Т. Психическое развитие младенца: пер. с англ. / Т. Бауэр. – 2-е издание. – Москва : Прогресс, 1985. – 320 с.

3. Бахтин М.М. Эстетика словесного творчества. М., 1986. – 445с.

4. Башина В.М. Аутизм в детстве. – М: Медицина, 1999. – 101с.

5. Беттельхейм Б. Пустая крепость. Детский аутизм и рождение Я: Пер. с англ. – 2-е изд. – М.: Академический Проект; Фонд «Мир», 2013. – 480 с.

6. Валлон А. От действия к мысли. — М.: Иностранная литература, 1956. – 240с.

7. Валлон А. Психическое развитие ребенка. — М.: Просвещение, 1967. – 196с.

8. Выготский, Л.С. Мышление и речь. Изд. 5, испр. – Изд-во «Лабиринт», М., 1999. – 352 с.

9. Выготский, Л.С. Проблемы дефектологии / Л.С. Выготский; сост., авт. вступ. ст. и библиогр. Т.М. Лифанова; авт. коммент. М.А. Степанова. – М.: Просвещение, 1995. – 527с.

10. Гальперин П.Я. Введение в психологию. М.: Изд-во Моск. ун-та, 1976. – 150с.

11. Гальперин П.Я. Метод «срезов» и метод поэтапного формирования в исследовании детского мышления // Вопр. психол. 1966. – №4. – с.128-135.

12. Гальперин П. Я. Функциональные различия между орудием и средством // Хрестоматия по возрастной и педагогической психологии, под ред. И. И. Ильясова, В. Я. Ляудис. М., Изд-во

Моск. ун-та. 1980 г.

13. Гилберт К. Аутизм. Медицинское и педагогическое воздействие: книга для педагогов-дефектологов / Пер. с англ. О.В. Деряевой; под науч. ред. Л.М. Шипицыной; Д.Н. Исаева. – М.: Гуманитар, изд. центр ВЛАДОС, 2005. – 144 с.

14. Дольто Ф. Исцеление аутистов // На стороне ребенка. – СПб: Петербург – XXI век, 1997.

15. Завершнева Е.Ю. Представления о смысловом поле в теории динамических смысловых систем Л.С. Выготского // Вопр. психол. 2015.№ 4. С. 119–135.

16. Лебединская К.С. Диагностика раннего детского аутизма: Начальные проявления/ К.С. Лебединская, О.С.Никольская. – М.: Просвещение, 1991. – 97с.

17. Леонтьев А.Н. Развитие памяти: Экспериментальное исследование высших психологических функций М. - Л.: Учпедгиз, 1931. - 278 с.

18. Лехтман-Абрамович, Р.Я. Этапы развития игры и действие с предметами в раннем детстве / Р.Я. Лехтман-Абрамович, Ф.И. Фрадкина. – Москва : Медгиз, 1949. – 70 с.

19. Лисина М.И. Проблемы онтогенеза общения. М.: Педагогика, 1986. – 144 с.

20. Никольская О.С, Баенская Е.Р., Либлинг М.М., Костин И.А., Веденина М.Ю., Аршатский А.В., Аршатская О.С. Дети и подростки с аутизмом. Психологическое сопровождение.– М: Теревинф, 2005.– (Особый ребенок).– 224 с.

21. Пиаже Ж. Речь и мышление ребенка. М. – Л. – Учпедгиз. – 1932г. – 654с.

22. Развитие и воспитание ребенка от рождения до трех лет / под ред. проф. Н.М. Щелованова. - 2-е изд. - М. : Просвещение, 1969. - 181 с.

23. Режим детей раннего возраста в яслях и домах ребенка [Текст] / Проф. Н. М. Щелованов, доц. Н. М. Аксарина. - Казань: 1953. - 17 с.

24. Хейзинга Й. Homo ludens. Человек играющий. – М.: Изд-во ЭКСМО-Пресс, 2001. – 352 с.

25. Хозиев В.Б. Опосредствование в становящейся деятельности. – Сургут: Сургутский гос. Ун-т – Дефис, 2000 –357 с.

26. Шрамм Р. Детский аутизм и ABA (Applied behavior analysis) Екатеринбург, ООО «Рама Паблишинг». – 2012. – 209с.

27. Эльконин Д.Б. Заметки о развитии предметных действий в раннем детстве // Вест. Моск. ун-та. Сер.14, Психология. – 1978. – №3.

28. Эльконин Д.Б. К проблеме периодизации психического развития в детском возрасте // Вопросы психологии, 1971, № 4, с. 6–20.

29. Эльконин Д.Б. Психология игры. М.: Педагогика, 1978. – 304 с.

30. Asperger H; Frith U. «Autistic psychopathy» in childhood // Autism and Asperger syndrome / Frith U. – Cambridge University Press, 1991. – P. 37–92. – ISBN 0-521-38608-X.

31. Spitz, R. A. (1965). The First Year of Life. A Psychoanalytic Study of Normal and Deviant Development of Object Relations. New York: International Universities Press, inc.

Summary: Within double article with B. Schmidt, C. and D. Döhler cross-cultural comparison of psychological approaches to a problem "the autist and sexuality" is carried out. Is proved that the admission of game prerequisites at the distorted disontogenesis during an autization of the child appears the most destructive for his game, cultural and sexual development.

Keywords: early children's autism, frustration of an autistic range, mediation, disontogenesis, play, sexuality.

Deutsch

Der Deutsche Teil verzichtet auf die Wiedergabe des der Russichen Übersetzung zugrunde liegenden Original-Textes von Schmidt, Bernhard J.; Döhler, C. und D. „Autismus – Sexualität – Partnerschaft", da dieser bereits als eigenständige Veröffentlichung vorliegt.

Anmerkungen zur deutschen Übersetzung

Bei der Übersetzung findet zur Transliteration russischer Namen die wissenschaftliche Methode der Slawisten Anwendung (http://slavistik.phil-fak.uni-koeln.de/fileadmin/slavistik/Mitarbeiter/Buncic/translit.pdf). Grundsätzlich ist die Übersetzung möglichst nah am russischen Originaltext, um einerseits zu gewährleisten, dass kein wichtiger Fachinhalt verlorengeht und um andererseits den Stil des Autors weitgehend beizubehalten. Aphorismen und Gedichte, welche im Text vorkommen sind nach Möglichkeit freier übersetzt. Selbiges gilt für Stellen an denen der russische Satzbau zu flexibel ist um in gleicher ins Deutsche übertragen zu werden.

Schließlich bleibt anzuführen, dass das Russische einen Begriff *Autizacja* verfügt, welcher den Prozess des Autistisch-werdens bezeichnet. Der Einfachheit halber findet sich jener Terminus als *Autisierung* in der Übersetzung wieder.

Adalbert Cizek

V. B. Khoziev: Vorwort zur Russischen Übersetzung von „Autismus – Sexualität – Partnerschaft"

Die Phänomenologie und die Gründe der Autisierung im russisch-deutschen interkulturellen Dialog: Eine neue Runde des Diskurses

Im Geist der interkulturellen Zusammenarbeit, die sich zuvor auf den Seiten der Fakultätssammlung widerspiegelte[23], entstand zwischen uns erneut eine „Interaktion" aus dem Anlass uns interessierender Probleme und leitete die Übersetzung und Umsetzung der Monographie unserer deutschen Kollegen B. Schmidt, C. und D. Döhler im Artikel. Aus dem Text, so hoffen wir, sind die allgemeinen und früheren Aussagen über das Wesen des Autismus sowie verschiedene polemische und methodologische Details subtil und qualifiziert entfernt worden. Besonderes Interesse wecken dürften für die russischsprachige Leserschaft Thema und Gegenstand des Artikels, welche vollkommen innovativ sind. Das bedeutet nicht, dass uns analoge Publikationen und Forschungen nicht bekannt wären, jedoch schweigt man in der heimischen Forschung üblicherweise beschämt über den sexuellen Aspekt des Lebens von Autisten, in der Annahme sie seien geschlechtslos und würden in der Sterilität der Auslegung dieser Seite ihres Seins verharren. Zusätzlich kann kein

---

[23] Schmidt B. Auf dem Weg zur Theorie des Autismus. // Blatt der Staatlichen Universität „Dubna". Serie „Wissenschaften über den Menschen und die Gesellschaft". 2017 – Nr.1 – S.27-41. Choziev V.B. Autismus als Fokus-Thema der gegenwärtigen Psychologie der Entwicklung und der klinischen Pathopsychologie. // dort. – S.42-52.

Elternteil, Erzieher, Pädagoge oder Psychologe, der mit Autisten zu tun hat, die vielen Anzeichen der werdenden Sexualität eines Kinders bzw. Teenagers mit ASS, sowie die Momente ihrer Störung und Probleme nicht erkennen. Es scheint, dass die Thematik der Sexualität bei Menschen mit ASS auf ihre Art ein Kriterium der Reife der psychologischen Konzeption ist: Wenn es mit Hilfe der gegebenen Bestimmungen möglich ist die Entwicklung der Sexualität darzustellen, bedeutet das, dass die Vorstellungen über den Autismus einer elementaren „persönlichen" Messung standhalten. Seinerseits charakterisiert dies die konzeptionelle Grundlage, welche zahlreiche und verschiedene Gründe, einschließlich Schlüsselerlebnisse wie die perinatale Phase des Kindes, die Geburt, Traumata, somatische Erkrankungen, Impfungen, das Erziehungssystem, die Beziehungen in der Familie, die Motivations-Bedürfnissphäre, usw., miteinbeziehen muss.

Wir erinnern den Leser, dass wir unseren deutschen Kollegen bzgl. unserer humanitären Position sehr nahestehen und uns einig sind, dass die Problematik des Autismus in keiner Hinsicht „spezifische", „lokale" oder nur begrenzte Aspekte der Ontogenese oder Pathogenese der Krankheit betrifft. Der Diskurs beschriebener Modelle des Autismus führt gewiss zur Überprüfung grundlegender Prinzipien der Entwicklungspsychologie, der klinischen Psychologie, sowie auch der allgemeinen Psychologic. Denn es wird verständlich, dass keine Empfindung und keine Wahrnehmung aus sich selbst kommt, wie auch die Aufmerksamkeit, das Gedächtnis, der Wille, die Kommunikation, etc. Alles wird durch die soziale Situation der Entwicklung (SSE) und die Persönlichkeit der Person mit ASS, sei sie krank, gesund oder durch eine einzigartige Bahn der Entwicklung gegangen und aus dem gewohnten Kreis von Aufgaben, Mitteln und Möglichkeiten gefallen, gelenkt. Wovon hängt der Grad der Störung dieser Bahn im Vergleich zur konventionellen „Norm" ab? Zumal der Grund in der Regel weit in der Vergangenheit liegt und gegenwärtig als „sekundärer" Defekt determiniert ist, d.h., dass die zunehmenden Folgen der Unterentwicklung und Störung der Entwicklung zunächst aus dem „primären" Defekt des Kindes zu nehmen sind. Die komplexe Verknüpfung von kompensierenden und dekompensierenden, formierenden und deformierenden, mit dem sozialen Umfeld verbindenden und von ihm weg in die Isolation führenden und andere Prozesse ergeben den Inhalt der Orientierung von Autisten in der Welt und ihrer Umgebung. Folglich ist nur die individuelle Dynamik der Ontogenese, gleich wie der Aufbau einer individuellen Arbeitsweise mit einem Autisten und seiner SSE in der Lage das Kind, den Teenager bzw. den Erwachsenen in den Schoß der Kultur, deren verschollene Möglichkeiten es bzw. er so entschieden von sich weg in die Ecke wirft, ohne sich zu erlauben als selbstständiges Sexualsubjekt zutage zu treten, zurückzuholen. In zwei Artikeln betrachten wir gründlich die Prinzipien und Zugänge zur Lösung der Aufgabe der sexuellen Entwicklung von Kindern und Erwachsenen mit ASS.

Autismus – das ist nicht allein das Problem von Kindern mit ASS und ihren Eltern. Es ist ein Problem der Gesellschaft, der humanitären Wissenschaften, und Institute der Korrektionspschologie und der Pädagogik im Ganzen, sowie auch der Kultur, wenn man Kommunikation, Interaktion und persönliche Gestaltung im Sinn hat. Wir stimmen unseren deutschen Kollegen absolut zu, wenn sie den technokratischen, statistischen Ansatz zur Charakterisierung der komplexen Realität des Autismus als unhaltbar betrachten und ironisch auf den Begriff «Beweis» in wissenschaftlichen Konstruktionen in diesem Bereich anspielen. Wir sehen jene Situation von einigen anderen Seiten. Der Methodologische Unsinn theoretischer Ideen, wenn man die Grundlagen des Autismus nicht berücksichtigt – *die Genese der Persönlichkeit des Kindes und die Dynamik seines SSE* – verdammt Theoretiker und Praktiker zur endlosen Wiederholung typischer Fehler. In ihren Reihen finden Methoden der Erkenntnis und der Beschreibung von Forschungsergebnissen Anwendung, welche charakteristisch für eine unbelebte, steife und unbewegliche Materie sind.

Auf der Seite der gemeinnützigen Organisation zur Hilfe von Kindern mit Autismus und ihrer Eltern (AuJA – wir haben diese Abkürzung als folgenden Slogan dekodiert: „Autismus annehmen und handeln") findet sich ein Zitat aus dem neuen Buch von B. Schmidt[24]: *"...Das geradezu triviale Grundproblem der Anwendung einer „Evidenzbasierung" bei komplexen Strukturen ist, dass diese umso höher sein wird, je primitiver das zugrundeliegende theoretische Konstrukt! Trainings und Programme, die sich der komplexen Struktur von menschlicher Interaktion z.B. durch eine Modifikation abhängig von den Befindlichkeiten von Autisten und ihren Eltern (!) anpassen, können ihre Wirksamkeit aber kaum quantitativ statistisch erheben."* Ich möchte hinzufügen: ist es denn gut, wenn alle Beteiligten an der Suche nach einer Lösung der Probleme des Autismus verstehen, dass hier eine Materie anderer Art vorliegt, oder, wie A.A. Voznesenskij schrieb, „hier nicht mit Lippen, sondern mit Lippen[25]"?

---

[24] https://auja.org/autism/studien

V.B. Khoziev - Autismus: Die kindliche Entwicklung „vorbei an Spiel und Kultur"

Annotation: Im Rahmen eines dualen Artikels mit B. Schmidt, C. und D. Döhler wird ein interkultureller Vergleich psychologischer Zugänge zum Problem „Der Autist und die Sexualität" durchgeführt. Es wird untermauert, dass das Überspringen eben jener Spielgrundsätze durch die gestörte Dysontogenese im Zuge der Autisierung des Kindes am verheerendsten für seine spielerische, kulturelle und sexuelle Entwicklung ist.

Schlüsselworte: frühkindlicher Autismus, Autismus Spektrum Störung (ASS), Vermittlung, Dysontogenese, Spiel, Sexualität.

Über den Autor: Khoziev Vadim Borisovič, Doktor der Psychologie, Professor an der Staatlichen Universität „Dubna", Leiter des Lehrstuhls für klinische Psychologie der sozial- und humanwissenschaftlichen Fakultät; E-Mail: v_hoziev@mail.ru

> *Wie ein Zuschauer, der den ersten Akt nicht gesehen hat,*
> *verlieren sich Kinder in Vermutungen.*
> *Und doch gelingt es ihnen irgendwie*
> *Zu verstehen, was auf der Welt vor sich geht.*
>
> *S. Ja. Maršak*

---

[25] Anmerkung des Übersetzers: Im Russischen gibt es zwei Wörter für Lippen, welche zwar beide auch einen anderen Bedeutungshorizont abdecken, jedoch, wie hier, synonym gebraucht werden können.

Ein historischer Exkurs zu den Quellen des Problems des Autismus[26] gestattet uns, aus unserer Sicht, die bedeutendsten Momente der Entstehung von Erklärungsmodellen für die Autisierung zu bezeichnen. Aus dem Bereich des psychologischen Diskurses der theoretischen Grundlagen des Autismus am wichtigsten erwies sich der außer Acht gelassene und in Abwesenheit geführte Disput von L.S. Vygotskij und J. Piaget über die Phänomenologie, die Stadien und die grundlegenden Dinge, welche die psychische Entwicklung des Kindes betreffen: Autisierung oder Sozialisation. Laut Vygotskij erfolgt die Entwicklung des Kindes nicht von Individuellem zu Sozialisiertem, sondern von Sozialem zu Individuellem [8]. Deshalb ist Autismus, welcher in seinem psychologischen Sinn Individualität ist und gemäß seiner Ausgestaltung – Intuition (eine einseitige, unbewusste Ergreifung einer Entscheidung, von Kindern wie Erwachsenen introspektiv wahrgenommen und automatisch, sogar außerhalb ihres eigenen Willens mit ihnen geschehend; wahrscheinlich können in diese Reihe auch emotional-deterministische Verhaltensformen eingebracht werden: momentane, oberflächliche, ungenaue, aber markante, laute und für das Kind selbst bedeutsame) – vergleichsweise spät ausgebildet. Die Sozialisation beginnt und läuft vom ersten Atemzug des Kindes, sogar noch lange vor der Geburt, da die gemeinsame emotionale Reflexion der Umwelt durch das „Mutter-Kind" System in keiner Weise außer Acht der sich

---

[26] Der vorliegende Artikel führt den Diskurs über die Natur des Autismus fort und einige grundlegende Aspekte dieser Diskussion werden in den ersten Absätzen des Artikels wiederholt. Die vorhergehenden Artikel sind in dieser Zeitschrift publiziert. Schmidt B. Auf dem Weg zur Theorie des Autismus. // Blatt der Staatlichen Universität „Dubna". Serie „Wissenschaften über den Menschen und die Gesellschaft". 2017 – Nr.1 – S.27-41. Choziev V.B. Autismus als Fokus-Thema der gegenwärtigen Psychologie der Entwicklung und der klinischen Pathopsychologie. // dort. – S.42-52.

formierenden neugebildeten psychischen Reflexion gelassen werden kann. Die Sozialisation kommt von Seiten der Muster des kümmernden und kommunikativen (emotionalen) Verhaltens der Mutter, bleibt aber in der Psyche des Kindes als mögliche Art des emotionalen Reagierens in ähnlichen Beziehungen. Und dies ist keine „genetische" (d.h. organische), sondern eine „psychologische" Aneignung von Verhaltensformen.

Wir kennzeichnen die Entwicklung des Kindes als den Ort der egozentrische Sprache. Gemäß ihrer Ausgestaltung ist die egozentrische Sprache noch „etwas" sozialisiert, während dem Inhalt nach, die autistische Rede im Bereich persönlicher Themen, Semantik und Syntax eingeschränkt ist. Die Nuancen und Besonderheiten dieser Rede, umso mehr wenn sie in Form und Inhalt modifiziert sind (leise oder laut, in Abhängigkeit zur Entfernung zum möglichen Objekt der mündlichen Mitteilung, über sich selbst, auf den Inhalt reduziert, in Form von Befehl oder Klage, sprachliche Stereotypen, reduziert auf die Aufrechterhaltung des Kontaktes zu einem Teilnehmer eines konditionierten Dialoges – Echolalie, etc.) führen ihre monologisch-dialogische Mission, wenn auch schon auf eine stark reduzierte Art, fort. Diese Art der Rede ist im Vergleich keineswegs weniger wertvoll als die gewohnte dialogische Rede, in Bezug auf die Indikation und Reflexion von gereifter und sich entwickelnder Orientierung des Kindes, seiner Bedürfnisse, Wünsche, Mittel, Möglichkeiten, emotionalen Eigenschaften, etc. Sie ist der eindeutige Schlüssel zu aktuellen und sich entwickelnden Bewusstseins und Zustands des Kindes. Ohne Berücksichtigung der Form und des Inhalts der egozentrische Sprache ist es unmöglich die Bedeutung des vom autistischen Kind Geäußerten zu offenbaren: es ist nötig jedes Mal extra die Motivation, den Thesaurus, den Kontext und den Diskurs der Äußerungen zu charakterisieren.

Für Piaget ist die egozentrische Sprache des sich normal entwickelnden Kindes die Übergangsstufe vom Autismus zur Logik, vom Intim-individuellen zum Sozialen. Für Vygotskij hingegen ist sie die Übergangsform von der äußeren zur inneren Rede, von der sozialen zur individuellen Rede und in diesem Sinn auch zum autistischen gesprochenen Denken [8]. Mit den Worten Vygotskijs: „… Egozentrismus, Zwang, Zusammenarbeit – das sind drei Richtungen, zwischen denen das sich entwickelnde Denken des Kindes ständig schwankt und mit denen in diesem oder jenem Maß das Denken des Erwachsenen verbunden ist, je nachdem, ob es autistisch bleibt oder ob es in diese oder jene Organisation von Gesellschaft hineinwächst" [8, S. 55-56]. Aus unserer Sicht ist die weltweite Psychologie zu ihrer Zeit an diesen wichtigen Ideen vorbeigegangen. Die ganze Aufmerksamkeit war auf den Inhalt der Symptome des Autismus konzentriert, nicht aber auf das Verständnis dessen, wie die Entwicklung, genauer gesagt, die Störung der Entwicklung diese Symptome aus den „Bausteinen" einer normalen Entwicklung zu schaffen beginnt.

Für gehaltvolle Charakteristika der Störung, die im Laufe der Entwicklung eines Kindes mit ASS auftreten, verwenden wir noch eine Idee von L.S. Vygotskij, nach der die psychische Pathogenese des Kindes durch die qualitative Eigenheit des Entwicklungsverlaufes charakterisiert wird. [9, 20]. Der Anfangspunkt einer solchen Eigenheit oder „Eigentümlichkeit" ist der „primäre Defekt". Ein Schädelhirn- oder irgendein anderes Geburtstrauma, eine prä- oder postnatale Infektion, Intoxikation, Spätfolgen einer Impfung, eine Schädigung des visuellen Systems, eine genetische Unterentwicklung der Organe, eine somatische Erkrankung, Hospitalisierung, etc. – dies ist eine Reihe von möglichen organischen und funktionellen Ursachen, die in der Lage sind, eine psychische Störung bei einem Kind in einem der Stadien seiner Entwicklung zu verursachen. Auch bei einem Kind können die Kompensationsmöglichkeiten des Organismus und des Gehirns signifikant als wahrer Schutzbrief auftreten. Sie sind in der Lage die Last, die ihm widerfährt auszugleichen, zu lindern und zu verdecken.

Wenn diese Möglichkeiten aber nicht zur vollkommenen Kompensation reichen (und hin und wieder reicht es: in diesem Fall können weder Eltern noch Spezialisten das Unheil der kindlichen Entwicklung[27] erahnen) dann tritt ein „sekundärer Defekt" auf.

Seine Gefahr besteht darin, dass neben der systemischen Unterentwicklung und Störung, bedingt durch den primären Defekt, eine signifikante Abweichung von der normativen Entwicklung stattfindet. Diesen Zustand nennen wir Entwicklung „an der Kultur vorbei". Das Kind beginnt zu leiden und sich nicht zu entwickeln, was nicht direkt mit dem primären Defekt verbunden, aber sein indirektes Ergebnis ist. Die Verzögerung der kindlichen Entwicklung ist wie ein Schneeball, der vor zwei Monaten noch verhältnismäßig natürlich und ausgeglichen schien, ab einem gewissen Moment aber qualitative Merkmale einer psychischen Störung aufweist. In den Orbit der Zerstörung und Selbstzerstörung fallen bereits gröbere begonnene und sich entwickelnde Einheiten der Orientierung des

---

[27]Oftmals beschreiben Eltern von Kindern mit ASS, die sich an eine Beratungsstelle wenden, schwerste Anamnesen ihrer Kinder und eine unbestimmte Zeit, in der weder Ärzte noch Heilpädagogen die Art des Defekts bestimmen und den Heilungsprozess beginnen können. Gleichzeitig kann die Schwere des Defekts erheblich durch die Bemühungen der Eltern gelindert werden: Ihre Aufmerksamkeit, Geduld, die Erhaltung und Entwicklung des Kontaktes mit dem Kind, bei allen seinen Möglichkeiten, d.h. letztlich durch ihre Liebe.

Kindes in der Welt, seinem Umfeld und sich selbst: die Rede, Willkürlichkeit, gegenständliche Handlungsweisen, Motorik und die Bewegungssphäre im Ganzen und in Details, das Beziehungssystem mit Erwachsenen und Altersgenossen, etc. In der Regel, wenn diese geschädigten und gestörten psychologischen Neubildungen wie ein System in Erscheinung treten, kann man bereits von einem „tertiären Defekt" sprechen, von dem die ganze Persönlichkeit des Kindes betroffen ist und der die Hoffnung auf eine Hinführung zur Norm der Kompensation praktisch nimmt. Die Entwicklung als Realisation des Potenzials der Kultur in der Persönlichkeit des Kindes bleibt in diesem Fall stehen und schreitet auf den Weg der nicht normativen Dekompensation über. In keinem Moment ist das physische Wachstum gleichzusetzen mit der Entwicklung, es ist lediglich eine wichtige Voraussetzung dafür. Der Prozess, in dessen Rahmen die Aneignung der Kultur von statten geht: Die Normen des Handelns, grundlegende Orientierung, Werte, Regeln, Koordination von Handlungen im sozialen Umfeld, etc., meinen wir richtige „Vermittlung" zu nennen. Das ist die Hauptkategorie, welche inhaltlich bezeichnet, was beim intimen Akt des Aneignens neuen kulturellen Verhaltens geschieht.

Aus Gründen der historischen Wahrheit möchte ich zur Illustration eines der ersten und zur gleichen Zeit durchsichtiges, sehr einfaches und schlüssiges Beispiel der Vermittlung aus der Doktorarbeit von P.Ja. Gal'perin nutzen. Vorschulkinder wurden gebeten mit Hilfe einer Schaufel ein Spielzeug aus einem Eimerchen zu holen. Der funktionelle Unterschied zwischen der formalen Verwendung der Schaufel als Verlängerung der Hand und der Schaufel, welche die gesamte Struktur der Bewegung umwandelt, schließt die Hand und den ganzen Körper mit ein in das System der Werkzeugoperationen

[12]. Die „desobjektivierte" Bedeutung des kulturellen Objekts, bezeichnete man als eine extreme Form der Vermittlung. Auf diese Weise gibt es zwei Stufen der Aneignung des Mittels: 1) Die Annahme des Mittels durch das Kind, jedoch ohne angemessenen kulturellen Sinngehalt der Handlung mit diesem Mittel; 2) Wenn das Orientierungssystem die Kultur zum Mittel miteinbezieht und in vollem Ausmaß zu arbeiten beginnt, ändert sich das zuvor unvollkommene Modell des kindlichen Handelns. Ungefähr die gleichen Kriterien beabsichtigen wir anzuwenden, um zu erklären was mit einem Kind bei seiner Autisierung vorgeht.

Für uns ist es im Allgemeinen erstaunlich, dass die Kategorie der „Vermittlung", welche ein bedeutendes Erklärungspotenzial gefunden und ebenso eine große Rolle in der Faktologie und Phänomenologie der deutschen Dialektik (in kanonischer Sicht – bei I. Kant, I.H. Fichte und G.W.F. Hegel) gespielt hat, keine Verwendung in der zeitgenössischen deutschen Psychologie findet. Stattdessen betrachtet man die Sozialisation oftmals im Geiste des Behaviorismus und des Kognitivismus wie ein formelles Verfahren der „Angleichung" oder der „Nachahmung" des Kindes am Erwachsenen bzw. des Erwachsenen durch das Kind, was uns signifikant auf eine „vorvygotskijsche" Stufe des Diskurses über die Mechanismen der Vermenschlichung und Angleichung an die Kultur zu Beginn des 20. Jhd. zurückwirft. Es geht nicht einmal darum, dass so eine Position das theoretische Modell der Entwicklung bis an die Grenze vereinfacht und abflacht. Sondern im empirischen Konzept erlaubt diese Position es nicht, eine Vielzahl der Quellen, Bäche und Flüsse der Sozialisation zu sehen, welche wirklich in der Kultur und den Beziehungen mit nahestehenden Erwachsenen vertreten sind, auch wenn sie nicht immer im Vordergrund stehen, grundlegend sind sie im

Untergrund, implizit, in der Form einer gewissen Potenz, zu welcher mit Interesse, Arbeit und Geduld vorzudringen noch bevorsteht [25]. Eine der wichtigsten Seiten der Abweichung von der „Normative" der kindlichen Entwicklung ist die Unmöglichkeit der gewohnten Form und Art der Vermittlung der Kultur: d.h. die Bewegung in der Sphäre dem Kind zugänglicher kultureller Mittel (Ziele, Werte, Normen, Regeln, Verhaltensschemata, Arten der Verwendung kultureller Mittel, mündliche Äußerungen, Lexik, Ausdrücke, etc.). Direkte Kommunikation und gegenständliche Beschäftigung – das sind für sich keine absoluten Werte, aber eine vorübergehende Möglichkeit für das Kind Kultur in eine für sich zugängliche Richtung zu verinnerlichen. Und wenn etwas verloren geht, eingeschränkt wird (zum Beispiel in einer Situation der Hospitalisierung, eines langwierigen Aufenthalts des Kindes in einer staatlichen Bildungseinrichtung, im Regelfall bei einem Aufenthalt während der Chronifizierung einer somatischen Krankheit, in der Situation einer langwierigen Familienkrise, etc.) können Varianten ausgeglichener Entwicklung existieren. Aber ist eine Rückkehr zur „Normative" in einer Situation unausgeglichener Entwicklung möglich? Das ist eine Frage für lange Zeit und für alle künftigen Generationen von Eltern und Spezialisten.

Wenn das Kind normal ist, dann ist es zwar auf eine gewisse Weise an Erwachsenen orientiert, erhält es doch alles Nötige, Ersehnenswerte und einen Orientierungspunkt im Verhalten von ihnen. Hier zum Beispiel sollte das Kind das Gal'perinskij-Schäufelchen zumindest in die Hand nehmen. Und wenn diese komplexe äußerlich-innerliche Verbindung zwischen einem nahestehenden Erwachsenen und dem Kind auseinanderfällt, hat es das Kind dann nicht geschafft sich weder an dem Erwachsenen, noch an dem Gegenstand, noch an der sozialen

Verhaltensnorm zu orientieren? Nimmt es dann das Schäufelchen und rennt mit einem Schrei vom Erwachsenen davon – so sehen wir die Handlung eines Autisten.

Die langfristigen Effekte des Zusammenbruchs des Systems menschlicher Beziehungen des Kindes mit seinem nächsten Umfeld, unter dem Einfluss von Isolation und besonders von Losgelöstheit von menschlichen Formen der Kommunikation und Interaktion auf die angeeigneten Handlungen, bemerkt zunächst kaum jemand aus dem näheren Umfeld. Seine offenbar vollkommen verzweifelten Eltern merken nur dann etwas, wenn sie beginnen regelmäßig destruktive Anzeichen von Stereotypen beim Kind zu beobachten. Diese Art von Aktion kann man beispielsweise bei einem Bären im Zoo sehen, wenn er bei einem für ihn unerträglichen Wetter, unter dem Einfluss der Masse an Zusehern, unzählige Male Zyklen des Eintauchens ausführt – er taucht in das Wasser seines Beckens ein, zieht sich schnell ans Ufer, läuft in eine Ecke seines Geheges und springt erneut ins Wasser. Nach einiger Zeit hört die Menschenmenge auf den mächtigen Impuls des Tieres zu bewundern, da sie verstehen, dass etwas nicht mit richtigen Dingen zugeht. Zu verdammt, vereinsamt und sinnlos wirken die Handlungen des Bären. Es entsteht der Eindruck, dass als nächstes nur der Suizid folgen kann.

Ähnlich verhält es sich mit dem Kind mit ASS. Aufgrund der gewaltigen destruktiven Handlungen des „primären Defekts" außerhalb des kulturellen Dialogs mit einem Erwachsenen, versucht das Kind seinen Dialog zu schaffen und zu öffnen indem es seine Mittel und Möglichkeiten zur Kontaktherstellung und zur Ausrichtung seiner Aktivitätslinie[28] anbietet und vorbringt. Aber die Eltern und oft

---

[28]Manche Eltern lernen meisterhaft ihre Kinder mit ASS anhand ihrer Mimik, Haltung, Laute, der Ausrichtung ihrer Aktivitäten usw. zu verstehen. Sie kommentieren diese Zustände mit sichtbarem Vergnügen, aber hier ist auf sie Einfluss zu nehmen, den

auch der Psychologe verstehen die Grundidee des Urhebers nicht und halten diese Tätigkeit für außerkulturell, vernachlässigbar und „schmerzlich". Infolgedessen verschwindet der beinahe letzte Kanal zur Einrichtung einer Verbindung und zur Herstellung von Verständnis zwischen Kind und Erwachsenen.

So ist es die wichtigste Aufgabe des Psychologen, das Kind mit ASS zu einem Trend der kulturellen und normativen kindlichen Entwicklung zurückzuführen. Natürlich erinnert uns das an Heraklits „ein zweites Mal in denselben Fluss gehen". Aber um das Leben ist es schwerer bestellt als um diese Aphorie. Zu diesen Reihen, Sujets und Szenarien der Kultur passen zahlreiche von Eltern und Erziehungspraxen fast nicht beachtete Sichtweisen und Formen der Vermittlung: Aneignung von gegenständlichen Handlungen, Kommunikation und Generalisation, Rede, Sprache, Kunst, symbolischer Orientierungsplan im Sinn menschlicher Handlungen und Beziehungen, etc. Und angeführt wird diese Liste von dem, ihr den notwendigen Sinn gebenden, kindlichen Spiel. Wir tangieren das Problem von „Vermittlung" und „Spiel" nur, wenn wir versuchen in der Tiefe des Entdeckens nicht Probleme und Perspektiven zu koordinieren. Das Spiel ist, als ob es geschaffen wurde, um die Bereitstellung aller Arten und Formen der Vermittlung zu maximieren und Bedingungen für die Entwicklung zu schaffen. Es ist das primäre Motiv mit Anderen zu interagieren, bereits die ersten Handlungen eines Erwachsenen nach der Geburt des Kindes offenbaren die Bereitschaft des Kindes auf sie zu antworten [19, 18, 27-29].

Wenn man nicht buchstäblich unter dem Mikroskop die Neubildungen des ersten Lebensmonats auf das Vorhandensein von Sinn untersucht,

---

kommunikativen und expressiven Aspekt der kindlichen kulturellen Kommunikation zu unterwerfen.

dann ist es ein Komplex der Belebung, nicht reflektierter, bewegter Antworten auf Berührungen durch einen Erwachsenen und Manipulationen durch die Hände des Säuglings etc. – die Momente der Kontaktherstellung, der Dialogherstellung als erste Versuche des Kindes sind unschwer zu erkennen und das alles noch vor den Momenten der Nachahmung, des Spiels und der vollkommenen Kommunikation [19, 28]. Nennen wir es Vorspiel, d.h. anfänglich, synkretisch, zum Symbolischen hin etc. in Bezug auf Inhalt und Organisation der Aktivität und Erwachsenen und Kind, zweifellos jedoch vorbereitend zur Entfaltung der spielerischen Möglichkeiten des Kindes. Denn aus diesem „Unrat" (folgende poetische Metapher stammt von Anna Achmatova) kann sich weiter vollkommene gegenständliche, kommunikative und spielerische Interaktion entwickeln. Entweder sie formiert sich nicht, wenn die Erfahrung dieser Interaktion nicht in Dyade von Erwachsenem und Kind geschieht, oder es halten sich anderweitig die zerstörerischen Handlungsweisen aufgrund der „primärdefekten" oder „sekundärdefekten" Reihe.

Dem Resultat unseres Artikels vorgreifend, unterstreichen wir, dass das Spiel mit einem Autisten (natürlich unter bestimmten Bedingungen: ein raffinierter, von einem Experten gefundener Kompromiss in den implizit vorgegebenen Regeln des Spiels von Kind und Erwachsenen, zu einem günstigen Zeitpunkt den spielerischen Dialog entfalten, vor einem vorteilhaften emotionalen Hintergrund, etc.) den kürzesten Weg für seine Rückführung in den Schoß der Kultur darstellt. In all unseren praktischen und konsularischen Aktionen gehen wir den Weg der für die Durchführung des Spiels durch einen Autisten angemessenen Entfaltung: oft gegenständlich (durch die Einladung gemeinsam etwas zu bauen, die

Verwendung von Spielzeugen, welche in Vertretung anderer Dinge fungieren, das Modellieren einer bekannten Situation, etc.), manchmal kommunikativ, selten rollenspielerisch und fast nie motivisch-rollenspielerisch. Ist es möglich in irgendeiner Kind-Eltern oder Kind-Psychologen Dyade etwas Besseres für Kontakt und die Organisation der Entwicklung zu tun, als es in der Kultur gemacht und vorbereitet ist? Aus Vorsicht antworten wir mit Ungewissheit – wir wissen es nicht und erinnern daran, dass niemand früher in der Kultur im Stande war etwas Fiktives zu zeichnen, obwohl wir bereits ein halbes Jahrhundert Erfahrung mit der projektiven Zeichnung eines „fiktiven Tieres" haben.

Der von N.M. Ščelovanov, N.M. Aksarina, R.Ja. Lechtman-Abramovič et al. [18, 22, 23] durchgeführte Forschungszyklus zur postnatalen Periode kindlicher Entwicklung, in den 30er und 40er Jahren des vergangenen Jahrhunderts, ist der Grundstein der heimischen Tradition. Ihr Ziel ist die Lösung äußerst schwerer und delikater psychologisch-pädagogischer Aufgaben: Kindern, welche im Kinderheim sind, trotz des Fehlens der Eltern, die Chance zu geben in die Kultur einzutreten. Als Alternative zur Normativität gibt es nur Oligophrenie und Autisierung. R. Spitz nennt diesen Zustand später Hospitalismus [31]. Dieses Material soll man als höchst wertvoll und auf keine andere Weise, wie zum Beispiel als aufklärerische Not werten. Das Fehlen würdiger Verweise zu diesen Nachforschungen und die Fortsetzung dieser Ideen in unserer Zeit ist als Vergeudung zu werten. Es geht nicht nur um das historische Interesse an diesen Forschungen, sondern an der Art von Forscher selbst, in der Abwesenheit ihres konzeptionellen Engagements und vor allem daran, dass sie um das Finden praktischer Lösungen bemüht waren, welche garantiert Kinder aus ihrer höchst schwierigen Lebenssituation geholfen hätten. All das trug zu unserem Interesse ihrer ehrlichen, objektiven und empirischen Charakteristik der postnatalen Periode bei.

Wir betrachten diese Periode der kindlichen Entwicklung mit Absicht so nachdrücklich, da oft in dieser Zeit entschieden wird, welchen Entwicklungsweg das Kind gehen wird. Im Wesentlichen bahnt sich dieses Modell der Autisierung, in Einklang mit seinem Autismus, seinen Weg im frühen Alter, Vorschulkindesalter, Schulkindesalter und Teenageralter in der Psyche des Kindes. Wenn wir die Bedeutung dieser ersten, noch nicht ausgeformten Handlungen des Kindes in der Orientierung in der Außenwelt und in Bezug auf nahe Erwachsene charakterisieren, dann achten wir auf die Eigenschaften, die E.Ju. Zaverševa, Erforscherin des Werks von L.S. Vygotskij, in seiner Hinterlassenschaft aufgefunden hat: Das ist „eine frühe, vorintellektuelle Quelle innerer Rede, als Fähigkeit des Menschen auf den Bedeutungsgehalt des Vorsichgehenden zu antworten. In der Kindheit ist diese Antwort noch nicht deutlich ausformuliert. Er drückt sich mit Schreien, Weinen, Intonation, Lallen, Gebärden, aus, jedoch sind bereits alle Formen der Mitteilung im Feld eines Anderen eingeschaltet (J. Lakan); Sie werden in einem semantischen Feld erzeugt, welches zwischen Kind und Erwachsenem aufgeteilt, einen interpsychologischen Charakter hat" [15]. In der Tat ist der integrale und synkretische Charakter der kindlichen Reaktion, welche noch nicht deutlich an den Erwachsenen adressiert ist und Anzeichen aller möglichen Bedeutungen hat, geplant und, wenn dieses Aufleuchten von Aktivität durch das nähere Umfeld nicht ignoriert wird, so gibt es die augenscheinliche Chance interpsychologisches Potenzial zu finden und einen Weg in ein normatives soziales Leben zu gehen.

In einer Reihe von Arbeiten wiederholt der französische Psychologe A. Vallon, ein Forscher der kindlichen Ontogenese, Vygotskij und bekräftigt, dass sich die Interaktion des Kindes mit der Welt der Menschen, dargestellt durch die Beziehung zu den Menschen, die sich anfänglich um das Kind kümmern, auf alle anderen Beziehungen mit dem Umfeld übertragen. In den frühen Etappen der Ontogenese spielt die entscheidende Rolle der emotionale Umgang des Kindes mit dem Erwachsenen, seine nonverbale Kommunikation mit dem sich um es kümmernden Menschen. Bis zur Entstehung der Rede ist es für das Kind lebensnotwendig zu beherrschen, durch emotionale Mittel auf den Erwachsenen einzuwirken. Dies ist die schwierigste Aufgabe für das Kind. Es muss die Beschaffenheiten des ungemein komplexen sozialen Geschöpfs – Mensch – unterscheiden lernen, also die Besonderheiten seiner Mimik, die Intonation seiner Stimme, Gesten, sowie Posen. Für das Kind ist es lebensnotwendig ihre Bedeutung zu verstehen und zu interpretieren. Gleichzeitig muss es seine eigenen unwillkürlichen emotionalen Reaktionen meistern – verstehen, wie diese sich auf den Erwachsenen auswirken und welche wünschenswerten Folgen diese für das Kind hervorrufen. Mit anderen Worten muss das Kind seinen ursprünglichen, ungegliederten und affektiven Zustand differenzieren, seine Emotionen meistern und lernen sie zu kontrollieren [6,7].

Auf diese Weise sehen wir, dass primäre Reaktionen in Inhalt und Form komplex sind und es ihr Ziel ist ein gemeines Zeichen des Geschehenden, der Bewertung zu sein. Aber selbst eine einmalige Anwendung, wie die zahlreichen Erfahrungen bei der Beobachtung und bei Experimenten mit Babys ergeben, zeigen, dass diese Reaktionen überaus plastisch, wandlungsfähig, sowie verdichtend sind und sogar, was ihren Inhalt und ihre Form angeht in ihr Gegenteil umschlagen können [2,6]. Gerade die Plastizität und Heftigkeit der Ausformung und auch ihr systemischer Charakter, die sich in der Tatsache ausdrücken, dass auf einmal der ganze Plan der kindlichen Entwicklung beteiligt ist, bilden und operationalisieren, wie es sich uns darstellt, die grundlegenden Züge eines Grundvertrauens oder Nichtvertrauens in die Welt, wie es E.Erikson verstand.

Wenn die Bedürfnisse eines Neugeborenen zu den Bedürfnissen eines Anderen, eines erwachsenen Menschen, werden, dann tritt eine Situation der Interaktion ein. Wir können in diesem Artikel nicht alle Nuancen dieses speziellen kulturellen Zustandes, der bedingt die gemeinsame Orientierung von Erwachsenem und Kind bestimmt, betrachten. Wir weisen nur daraufhin, dass es unter den Handlungen Neugeborener solche gibt, die von der Situation und dem Wunsch geleitet werden ein bestimmtes Ergebnis zu erreichen. Aber es gibt auch rein kognitive: Und was geschieht, wenn das der Fall ist? Es ist Experimentieren und ein Spiel im Sinn einer Modellierung, einer für sich vorstellbaren Situation der Interaktion mit einem Gegenstand bzw. einem Partner. Jedenfalls zeigen empirische Gegenüberstellungen von 1-3 Monate alten Kindern (das heißt faktisch in ihrer Aktivität eingeschränkt), welche entweder gewickelt oder nicht gewickelt werden, dass erstere eindeutig ruhiger, in ihren Bewegungen reservierter, weniger aktiv, emotional beschwert und introvertiert sind und eher auf sich als auf die äußere Welt fixiert sind. Und wenn man die individuelle Entwicklung von Kreisen (zyklischen Reaktionen) bei Kindern ohne Windel verfolgt, so ist es hier möglich einen weitaus höheren Grad an Freiheit, Genauigkeit und Objektzugehörigkeit zu beobachten. Man kann sich vorstellen, dass sogar ohne den Zusammenhang organischer Gründe, misslungener Impfung oder funktionellen Störungen des Nervensystems, das

Wickeln durchaus ein unabhängiger Risikofaktor für die Autisierung ist. Und solche unbeachteten Faktoren gibt es reichlich.

Insbesondere A. Vallon führt Beispiele aus den Überlegungen über den sensomotorischen Intellekt von J. Piaget an, in welchen das menschliche Gesicht als polyvalenter Erreger, bei dem pektoralen Kind mit den interessantesten Momenten seines Lebens verbunden sind, angenommen wird. Das bedeutet einen neuen Interessenfaktor einzuführen, der nicht mehr im Besonderen auf das sensomotorische Schema hinausläuft, sondern die affektive Kraft, fähig zu sein, Bilder ihrer Aktivitäten hervorzurufen und zu kombinieren, einzuführen [6]. Und wenn ein Kind in seiner Entwicklung eine komplexe Kombination von Gesichts-, Interessensdeprivation und anderer (nicht ungefährliche) affektive Tendenzen aufweist? Wir verbinden diese Beispiele mit der gemeinen Propädeutik der vorspielerischen Periode der kindlichen Entwicklung. Wir zeigen, dass der gesamte kulturelle Raum noch nicht erschlossen, aber um die Dyade von Kind und Erwachsenem ausgebreitet ist: soziale Gegenstände, jeder mit seiner Vorgeschichte und Funktion, zahlreichen Details der Kommunikation und Interaktion, Methoden der Pflege und des Wickelns, Phoneme der Rede, Intonation, Berührungen, körperliche Zeichen und Griffe, Liebkosungen, Gesichter, Emotionen, Geschmäcker, Gerüche und viele andere – all das macht dieses interpsychologische Potenzial aus.

Und nun zum nächsten gedanklichen Knotenpunkt unseres Artikels. Welche Form der kindlichen Aktivität ist es genau, die die Aneignung jenes Potenzials sicherstellt? Wir versuchen die fachgerechte Eigenheit dieses ersten, postnatalen Stadiums der kindlichen Entwicklung zu bezeichnen. Im Weiteren werden wir zu Recht die von uns skizzierten Momente der normativen und anormalen Entwicklung zusammenfassen und auf ähnliche Situationen mit Autismus auf der gesamten ontogenetischen Skala übertragen. Die Interaktion mit dem Erwachsenen ist also geschehen, die Funktionen und strukturellen, ausgeformten Handlungen des Kindes zeichnen sich gerade erst ab – um diese Periode geht es. Uns, den Beobachtern, scheint es die ganze Zeit, dass nur die nächsten Momente, hartnäckig durch Erwachsene kultivierend, fähig sind die Entwicklung des Kindes zu bestimmen. Wahrscheinlich ist dies nicht immer so. Das gigantische, offene und geschlossene Feld des kulturellen Potenzials und des „Unrats" aus der poetischen Metapher von Achmatova ist glänzend in folgendem Zitat von Vygotskij charakterisiert: „In keinem der uns bekannten Entwicklungstypen verhält es sich so, dass in dem Moment, in dem sich die Anfangsform herausbildet...es gab bereits höhere, idealere, die sich am Ende der Entwicklung herausbildeten, nur damit sie direkt mit den ersten Schritten, die das Kind am Weg zur Entwicklung der anfänglichen oder primären Form geht, interagiert. Hierin besteht die größte Eigenart der kindlichen Entwicklung im Unterschied zu anderen Typen der Entwicklung, unter denen wir eine solche Lage der Dinge nicht entdecken können..." „Das bedeutet folglich", führt Vygotskij fort, „dass das Medium in der Entwicklung des Kindes, im Sinne der Persönlichkeitsentwicklung und ihrer spezifischen, menschlichen Eigenschaften, in der Rolle der Entwicklungsquelle auftritt, d.h. das Medium spielt hier keine Rolle des Umfelds, sondern der Quelle der Entwicklung[29]." Und wenn dieser Zustand oder diese Hypothese wahr ist, dann kann man sich vorstellen was für eine Vielzahl an Entwicklungstrends von Kindern durch Erwachsene übersehen werden, weil sie die Psychologie des kindlichen Wesens nicht verstehen. Und wie gnadenlos ist das Schicksal zu Eltern von

---

[29] Zitat aus dem Nachwort von D.B. E'lkonina an Vygotskij L.S. Gesammelte Werke in 6 Bänden. Band 4,. S. 395.

Kindern mit ASS, wenn sie aus den wenigen begrabenen organischen oder funktionalen Störungen keinen einzigen Entwicklungstrend wahrnehmen.

Eine Schlüsselrolle bei der Interaktion mit dem Mittel, dieser Quelle der Entwicklung, steht dem Spiel zu. Welche Bedeutung und welchen Platz hat das Spiel in der kindlichen Entwicklung? Es gibt drei Ansätze, welche in der Psychologie und der Pädagogik weiterhin die bewusste Grundlage zum Verständnis der kindlichen Entwicklung bleiben. Der Erste von ihnen behauptet, dass das Spiel ein besonderer Zufall der kindlichen Entwicklung, in behelfsmäßiger oder gar ergänzender Variante ist. Das Spiel muss nicht unbedingt mehr als Dekoration und Zierde der kindlichen Entwicklung sein[30]. Die zweite Position versteht intuitiv, dass aus dem Spiel vor allem die verschiedensten Varianten kindlicher Entwicklung erwachsen und unterschiedliche Neubildungen entstehen. Kommunikation, Rede, geplante Handlungen, Sinnorientierung in Situationen, augenscheinliche und gut gesicherte Mittel auf dem Weg in die Welt der Erwachsenen einzudringen etc. – man darf das Spiel nicht ignorieren, aber seine Bedeutung auch nicht überbewerten – so urteilt diese Sichtweise (Erst die Arbeit, dann das Vergnügen – so lässt sich dieser Ansatz mit einem Sprichwort charakterisieren).

---

[30] Dieser Standpunkt ist nebst Entwicklungstheoretikern auch unter Eltern sehr verbreitet. Es gibt sogar ein solches stereotypes Verhalten von Eltern, wenn sie zur psychologischen Konsultation gehen. Nachdem der Elternteil dem Psychologen seine Anfrage beschrieben hat, beginnt er sich irgendwie pessimistisch, fast schon verdammt, über das Kind zu beklagen: „Und er spielt auch noch. Computerspiele? Nein, mit Soldaten, der Eisenbahn und aus Lego baut er Häuser." - Als Antwort: „Das ist doch gut!" - Der Elternteil starrt den Psychologen erstaunt an und denkt sich sichtlich, was für eine paradoxe und unbegreifliche Wissenschaft die Psychologie ist, dass sie sich auf solche Bagatellen und unvorstellbar frivole Beschäftigungen wie das Spielen konzentriert.

Zuletzt der Ansatz, nach welchem das Spiel die grundlegende und wichtigste Form des Eindringens in die Kultur ist. Nach J. Huizinga: „Das Spiel war vor der Kultur" [24]. In diesem Paradigma ist die Bestimmung des unentbehrlichen Durchlaufens der Schule des Spiels beim Eintreten jedes neuen Kandidaten in die Welt, des Kindes ins System der sozialen Beziehungen, prinzipiell. Sozialisation ist nicht anders als durch das Spiel zu erreichen. Es gibt eine Masse an Indikatoren, die zeigen, dass alle oder zumindest fast alle Sichtweisen und Formen der menschlichen Aktivität ihren Werdegang in Form kindlicher oder jugendlicher Spiele beginnen und sich dann nur in mehr oder weniger reifen Formen im Erwachsenenleben entfalten [24, 29]. Diese anfänglichen Formen können verschieden benannt werden, auch zum Beispiel: „funktionelle Spiele" – nach S. Bühler - wenn das Kind Objekte berührt, mit den Extremitäten Bewegungen erzeugt, die Haltung verändert, etc. Aber in diesem Fall beginnt in diesem Alter zwischen Erwachsenem und Kind ein Dialog, da, laut M.M. Bachtin, „Verständnis Dialog ist" [3]. Das Spiel ist also nicht nur spielerisches Handeln. Wenn man laufend die Genese und Struktur von Spielen betrachtet, dann kann man erkennen, dass in der gegenständlichen, rollenspielhaften und sujet-rollenspielhaften Form des Spiels die Entstehung zentraler Neubildungen vor sich geht[31]. Es ist verständlich,

---

[31]Das ist eine recht große Etappe der Entwicklung des Spiels. Wir würden gerne die Entwicklung des Spiels und die möglichen Variationen während der kindlichen Entwicklung in verschiedenen Ethnien und Gesellschaften betrachten. Die Beweiskraft unserer theoretischen Positionen würde dadurch steigen, aber um den Umfang des Artikels nicht zu erhöhen, beschränken wir uns auf die Bezeichnung dieser Stadien. Wir skizzieren für unsere deutschen Kollegen die Richtung der nächsten Entwicklung unseres Dialogs. Eine der stärksten Richtungen der Fortsetzung und Entwicklung von L.S. Vygotskijs Ideen ist der Arbeitskreis, der der Erforschung des kindlichen Spiels gewidmet ist und unter der Führung von A.B. El'konin steht [29]. Das Spiel nimmt in unserer praktischen Arbeit mit Kindern mit ASS eine Schlüsselrolle ein. Für alle folgenden Verläufe der Entwicklung von Kindern mit ASS von 2 bis 20

dass das Kind nicht sofort an das Wesentliche des geschehenden Prozesses der Interaktion mit dem Erwachsenen „reicht". Im Untergrund des Spiels liegt eine Metapher – der verborgene, kulturelle Sinn der Situation oder dieser oder einer anderen Form des Handelns eines nahestehenden Erwachsenen. Die Bewegungen des Babys zu ihr beginnt mit dem ersten Schritt, da jede beliebige Form der Handlung eines nahestehenden Erwachsenen eine spielerische Priorität, Anziehungskraft und Reiz für das Kind hat[32].

Jahren ist das Spiel die Grundlage der Entfaltung kultureller, korrektiver und psychotherapeutischer Formen der Interaktion. Wir weisen darauf hin, dass gerade das Spiel (in diesem Fall in theatralischer Form) die grundlegende Form der Hinführung von Autisten zu Inklusion in Gruppen ist, wie wir auf den uns zugänglichen Bildern auf der Seite von AuJA sehen können. In dieser praktischen Richtung sind wir auf einer Welle mit unseren deutschen Kollegen.

[32]Nehmen wir ein Beispiel aus der „Feldforschung". Unsere Diplomandin M.S. Tagirova beschrieb die Entfaltung des Spiels bei Chanten-Kindern (westsibirisches, am Ob lebendes, indigenes Volk). Es gab vier Kinder, Geschwister aus verwandten Familien. Genauer gesagt waren die drei „älteren" Kinder 7-8 Jahre und das jüngere 5. Das jüngere Kind war niemals in der Siedlung (Chanten leben in Waldsiedlungen, wandern mit ihren Rentierherden, dort gibt es keine Geschäfte), deshalb entfernte man es sofort von den Spielen im Geschäft. Es ging ein bisschen in die Ecke und nahm einen Entenknochen vom Boden (auf Chantisch heißt Entenknochen „vasse-njul'"), und baute es zu einem Kegel in Form eines Rentiergeweihs um und begann Rentier zu spielen. Die drei älteren Kinder errichteten eine Ladentheke und eines von ihnen stellte sich dahinter, um Verkäufer zu spielen und so begannen sie alle zu spielen. Aber das Spiel gelang offensichtlich nicht: außer banalem: „Geben Sie mir das und das", „Wieviel kostet das?", „Hier haben Sie das Wechselgeld" – konnten die Kinder keinen anderen Inhalt in das Thema einbringen. Sie kannten die „große" Metapher des Marktes und die Vielzahl anderer ausgeklügelter Regeln, das gegenseitige Manipulieren von Leuten im Zuge von Preisverhandlungen und Diskussionen über die Qualität der Ware miteingeschlossen, nicht. Deshalb begannen die älteren Kinder nach einer Weile auf das lebendige Spiel des jüngeren zu schauen und ihm sogar Sujet hafte Abläufe zu erzählen, da für sie in der Rentierhaltung fast alles bekannt war. Das ist ein Beispiel dafür, dass eine Spielmetapher von jemandem, der das Spiel kennt und das Spiel neu eröffnet hat, eingeführt werden muss. Die Kultur

Das Spiel ist die Propädeutik in der Kultur. Der grundlegende Inhalt des Spiels ist für das Kind die Nachahmung eines nahestehenden Erwachsenen, die Inszenierung aller möglichen Szenen und Situationen, deren Bedeutung noch nicht zur Gänze klar ist, eine Probe der eigenen Möglichkeiten in skizzierten Beziehungen als bedeutenden sozialen Orientierungspunkten. Das Spiel ist nicht nur ein emotionales Vergnügen, Kommunikation um der Kommunikation willen, sondern auch auf eine Weise ein echtes Zugpferd der Entwicklung. Durch das Spiel realisiert sich die Erkenntnis, enthüllt sich die Bedeutung der wichtigsten Orientierungspunkte im Leben des Kindes. Jede Phase der spielerischen Entwicklung ist außerordentlich inhaltsvoll, die Vielzahl an Mitteln und Formen der Interaktion mit Erwachsenen und Altersgenossen, die weder in die Logik des Alters noch der Reife passen, jedoch in die psychologische Phase des Gewinnens neuer Spielerfahrungen, eingeschlossen. Natürlich ist ein Erwachsener kein Psychologe, kein Fachdidakt und gedenkt nicht das Spiel gemäß psychologischen Gesetzen zu entfalten. Die Liebe zum Kind erweist sich im Leben als ausreichend: orientiert man sich nach dem Kind formt der Erwachsene die Interaktion, deren verborgene, implizite Aufgabe es ist sanft zu einer Partnerschaft zu führen. Kaum ein gewöhnlicher Erwachsener kennt die Kriterien der kindlichen Entwicklung. Aber er orientiert sich an der Zeit des Spiels, an der gegenseitigen Verbindung, die vielfältig vom Kind bzw. Jugendlichen ausgeht: Versteht dieses den Akt der Fütterung oder nicht, öffnet es den Mund vor dem Löffel, lächelt es als Antwort auf das Lächeln des Erwachsenen, welcher seine emotionale Reaktion als Ergebnis der Interaktion markiert, zusammen mit anderen Handlungen und

---

„funktioniert" und erweitert sich so durch ihre Agenten, Menschen, Metaphern, Sinn, Symbole und Zeichen.

emotionalen Reaktionen die den nächsten Akt der Pflege oder Fütterung bereitet, etc.[33].

Das Spiel enthält mächtige Orientierungsschichten intellektueller, emotionaler, willensmäßiger, kommunikativer Möglichkeiten: das Aufsetzen eines Spielplanes, die Auswahl von Spielzeugen, Substitution, spielerischen Handel, das Verstehen von Regeln, die Errichtung des primären Kontaktes, Spielmotivation, etc. Über jeden dieser Aspekte kann eine eigenständige Forschungsgeschichte angestellt werden, aber in diesem Artikel ist für uns die wichtigste Frage, welches allgemeine psychologische Ergebnis eine Einbeziehung des Kindes ins Spiel nach sich zieht. Die Antwort darauf ist nicht schwer: Es ist der Anfang der Sozialisation. Selbst wenn wir diesen Prozess ganz einfach und lapidar als Sozialisation bezeichnen, so ist es unabdingbar zu bemerken, dass das Modell der kindlichen Entwicklung, welchem wir nachgehen, aus der Vorstellung über die hierarchische Natur von Neubildungen beim Kind stammt. Eine Art Neubildung, die den Status eines Mittels erlangt hat und die gegebene Entwicklungsphase dominiert, beginnt die gesamte Struktur eines ganzen Systems von Mitteln und Möglichkeiten zu bestimmen. Der Akt des Greifens beispielsweise führt zu einer Reihe anderer

---

[33] Gerade erst vor ein paar Tagen kam in den Nachrichten ein Bericht von einer Tragödie, einer Explosion in einem Haus in Magnitogorsk, wo am dritten Tag in den Trümmern noch ein lebendiges, zehnmonatiges Baby gefunden wurde. Aus unserer Sicht ist dies eine dramatische aber sehr passende Illustration der Natur des interpsychologischen Potenzials des Babys. Im Weiteren folgt ein Ausschnitt aus der Erzählung des Retters. Sie räumten einige Fliesen weg, analysierten die Konstruktion und nach einer Minute der Stille, um zu hören, ob Geräusche zu hören sind oder nicht, vernahm der Retter ein Kind weinen. Danach stellten sie alle Arbeiten ein, um sich zu vergewissern. Sie horchten auf, als sie „Ruhe!" sagten. Das Kind reagierte auch und verstummte. Sie begannen zu sagen: „Na, wo bist du denn?". Und erneut reagierte das Kind mit Weinen.

Handlungen, Bewegungen und Zuleitungen, um andere entscheidende Bewegungen durchzuführen. Der Akt des Wendens wird ungefähr genauso aus einer Reihe von miteinander vereinbarten Bewegungen und Vorbereitungsgruppen gebildet, wird aber dann für ein drei-viermonatiges Baby zum entscheidenden Moment der Raumkontrolle. Danach kommt das Kriechen usw. Äußerlich scheint es, dass es sich nur um Bewegungen handelt, vergleichen wir aber diese Bewegungen mit der Entwicklung der Bewegung bei Kindern mit Oligophrenie, so kommen wir nicht umhin ihre soziale Natur zu erkennen: sie erfolgen zu einem bestimmten sozialen Zeitpunkt, sie sind mit Erfüllungsbedingungen verbunden, innerlich koordiniert, entwickeln sich heftig, wenn ein emotionales, positives Feedback durch einen nahestehenden Erwachsenen gegeben wird, etc.

Ungefähr so geht die Zusammensetzung von Möglichkeiten und Neubildungen in der Entwicklung des Spiels vor sich. Die hierarchische Spitze des Spiels ist von Baby noch sehr weit entfernt, aber sie sind schon am Fuße dieses Fujiyamas. Sie haben noch keine wirklichen Spielhandlungen oder Operationen zur Substitution, aber sie haben begonnen mit Erwachsenen[34] zu interagieren und das bedeutet, dass sie den Pfad zum Gipfel angetreten sind. Jeder Akt des Spiels, selbst einfaches Gesicht oder Augen verdecken, Mimik

---

[34] In der Tradition von Vygotskijs Schule zu den Werken von D.B. El'konin ist es üblich den Begriff „unmittelbar-emotionale Kommunikation" für die Natur führender Formen der Aktivität des Säuglingsalters zu verwenden. „Unmittelbarkeit" raten wir in diesem Ausdruck in dem Sinn zu verstehen, dass die Mittel durch uns Forscher noch nicht aufgedeckt sind. Aber sie können es sein. Zum Vergleich führen wir einen Aphorismus von G.W.F. Hegel, der im Russischen sehr bekannt ist an: „ Weder im Himmel, noch in der Natur, noch im Geiste, noch sonst irgendwo, gibt es nichts, was nicht in der gleichen Weise die Unmittelbarkeit enthalten würde, wie die Mittelung, so dass diese beiden Definitionen sich als untrennbar erweisen und das angegeben Gegenteil...etwas Nichtiges" [Hegel G.W.F. Enzyklopädie der philosophischen Wissenschaften. In drei Bänden: Gedanke, 1974-1977. Erster Band, S. 124]

verändern, Backen aufblähen. Intonation variieren, Singen, Rappen, Gestikulieren, Gegenstände verwenden, etc., ist aus der Sicht des Erwachsenen kein häusliches oder hygienisches Handeln, sondern für sich selbst spielerische Grundvoraussetzung. Sie laden zur Interaktion ein, beziehen mit ein, nutzen die bestehenden Fähigkeiten des Kindes und orientieren sich an emotionalen und pragmatischen (beweglichen, haltungstechnischen, etc.) Antworten. Das Einzige, was von einem Kind benötigt wird, um an dem Spiel (unmittelbar-emotionaler Kommunikation) teilzunehmen ist eine normative (gesunde, in vollem Kontakt mit der Kultur befindliche) Orientierung. Deshalb betrachten wir die Phase der frühen Kindheit so genau, da es aus Sicht allgemeiner Gesetze der Entwicklung die, für die Fixierung möglicher Probleme und Störungen, repräsentativste ist. Was einem Kind in der Kindheit nicht gelingt, das ist möglicherweise zum Scheitern im frühen Alter, der Vorschulzeit und auch noch später verdammt. Entwicklung ist keine natürliche Funktion. Sondern eine kulturelle, die durch die Aneignung von Mitteln und die Formierung von Neubildungen bedingt ist. Innerlich, vor dem bloßen Auge verborgen, stellen sich diese Mittel in einer Reihe, im System, dem harmonisch arbeitenden Organismus auf. Es gibt keinen Grund diesen Prozess, wie das unsere deutschen Kollegen tun, einen „unbewussten" zu nennen. Aus der Sicht des Erwachsenen, determiniert durch seine Aktivität und das detaillierte System um die Orientierungsmittel des Kindes, strebt dieser Prozess zum Bewusstsein, da er durch Reflexion, Korrektion und Approbation geht.

Nehmen wir an, dass Autisten aufgrund der destruktiven Folgen für die Psyche durch den „primären" und noch mehr durch den „sekundären" Defekt, Lücken in ihren kommunikativen und emotionalen Möglichkeiten aufweisen, die es ihnen nicht erlaubt eine

Spielrolle anzunehmen und ihnen daher eine Spielisolation bereitet. Das bedeutet, dass das Spiel der Laute, Worte, Gesten, Mimik, Bewegung, Gegenstände, ihrer Substitute, Beziehungen, etc. für Kinder mit ASS nicht zugänglich ist. Die kulturelle Grundlage verschwindet unter diesen Umständen aus ihrem Leben und dem Kind steht eine wahrhaftige Robinsonade der einsamen Aneignung einer Vielzahl verborgener Dinge, die nur durch das Spiel kultureller Orientierungspunkte ergründet werden können, bevor. Genau die spielerische Deprivation, der Mangel an Spielerfahrung, in genanntem oder auch einem anderen Szenario der Störung oder Verzögerung der Entwicklung des Kindes, schließt diese Möglichkeit des Endringens in das Wesen der menschlichen Kultur – die menschlichen Beziehungen[35].

---

[35] Der Autor des Artikels konnte beobachten, wie Kinder mit schwersten Fällen von ICP und vermindertem Intellekt auf dem Niveau von Oligophrenie an der Moskauer Pferderennbahn gesammelt wurden. Das Fernsehen war eingeladen und Ziel der Aktion war es genug Geld für die Finanzierung einer Hippotherapie für diese Kinder zu sammeln. Im Allgemeinen skeptisch gegenüber Hippo-, Delfino- und ähnlichen Therapien, aber war es unmöglich dieses Wunder nicht zu bemerken, wenn Kinder, die fast keine Aktivitäten zeigten, während ihre Eltern sie aus den Autos trugen und sich plötzlich, nachdem sie sich am Rücken des Pferdes breitgemacht hatten, mit ihren nicht funktionierenden, gespannten und versteiften Händen am Rist festklammerten. Die Beine und der Körper begannen sich auch an den Körper des Pferdes anzupassen und ihre Gesichter begannen zu strahlen – das durfte man nicht verpassen – voller Freude an dem was gerade geschah. Auch die Pferde schienen den Kern des Verfahrens zu verstehen, also gingen sie langsam, demütig und in voller Harmonie mit den Eltern der Kinder, den Stallknechten und den Pferdetherapeuten. Das Wunder der Verklärung lag auf der Hand: Die Kinder verhielten sich ihren Möglichkeiten und der Situation entsprechend und führten einen komplexen, ihren Kräften angemessenen, aber mittelbaren (mit dem Körper, durch Gesten, mit einzelnen Phonemen) Dialog mit allen Teilnehmern der Aktion. Möglicherweise funktioniert das interpsychische Potenzial auf diese Weise. Wir haben sogar eine Annahme, welche zugegebenermaßen noch weit von experimentellen Versuchen entfernt ist, wonach das Kind spürt, dass der Körper des Pferdes ihm untergeben ist

Deshalb soll man eine ganz und gar antipsychologische Position charakterisieren, die das Spiel im Kontext des Dialogs mit Kindern mit ASS vorsätzlich ignoriert. In der Schule gibt es in den Lehrplänen eine Vielzahl davon, wie die Lehrer es nennen, bewusstes Vertauschen von Bedeutungen, „um zu sein". Alle Versuche von Kindern und Lehrern Feedback zu erhalten, warum sie dieses Kapitel studieren oder warum sie diese Handlung ausführen, führen weder auf der einen noch auf der anderen Seite zu einer Antwort. Lehrer antworten üblicherweise nach der Pause treuherzig: Von oben hat jemand befohlen, also handeln wir. Aber im Fall einer normativen Entwicklung ruft diese Sinnlosigkeit eine wichtige Opposition beim Kind hervor. Es beginnt die unverkennbare Realität zu verlassen, zu phantasieren und Ziel oder Mittel zur Lösung einer solchen Aufgabe zu ersetzen, anstatt mit einem Spielpartner auf schulische Weise interagieren zu lernen, etc.[36] Ein Autist, der einer solchen Chance beraubt wurde, so zeigt die Erfahrung von B. Bettelheim [5], kann aufgrund des Fehlens des Spiels nicht einmal über die Grenze der für ihn problematischen Situation hinausgehen und seine Beziehung zu ihr ändern.

Betrachten wir das wahre Zeichen der Zeit näher: Ein Psychologe, der lächelt und versucht auf sanfte Weise empathisch zu sein, zwingt den Autisten jedoch zwangsläufig zu absolut sinnlosen Aufgaben – auf

---

und es jetzt erstmals in seinem Leben die Möglichkeit hat sich an einem Anderen zu orientieren, einen vollwertigen Dialog zu führen und Verantwortung für einen Partner – ein Lebewesen zu tragen. Nach Vygotskij: Aus dem Inter ins Intra.

[36]Aus den neuesten Errungenschaften der Kultur – Das „Tauchen" und „Schwimmen" im Telefon. Aus der Erzählung der Eltern eines unserer Schutzbefohlenen: „Wir beschlossen für unseren Sohn eine gemeinsame Geburtstagsfeier zu organisieren. Wir versammelten die Kinder in einem Kaffeehaus. Den ganzen Geburtstag saßen sie nur vor ihren Handys. Sie aßen, tranken, saßen vor ihren Handys und unterhielten sich kaum."

Russisch: martyškin trud – Meerkatzenarbeit (Anm. Sisyphos Arbeit) – isolierte und einsame Handlungen, die außerhalb eines Kontextes sind, der für ein Kind mit ASS von Bedeutung sind. Er zeigt Bilder und fordert vom Kind die richtige Bezeichnung des Motivs. Aber nicht nur, dass der abgebildete Gegenstand auf dem Bild anders aussieht als in der Wirklichkeit, auch der Interaktionskontext ist dem Kind nicht klar. Der Psychologe täuscht das Kind auf diese Weise, korrumpiert und zwingt es nach einem bestimmten Muster zu handeln, aber der Sinn des Geschehenden, der Sinn dieses merkwürdigen Spiels eröffnet sich so nicht. Hier ist es, das klinische Bild systematischer Täuschung und Manipulation des Autisten: Er ist auf das Wohlwollen des Psychologen, der sich mit ihm beschäftigt ausgerichtet, und bemüht sich den Psychologen zufriedenzustellen und ihn in sich verliebt zu machen. Stattdessen erreicht der heimtückische Meister der Empathie ein grundlegendes, pragmatisches Ergebnis: Das Durchführen für den Autisten absolut unnützer und unangebrachter Handlungen. Sobald der Autist diese Handlungen vollzieht, wechselt der Psychologe rasch Empathie gegen einen offiziellen Ton: Das Ziel der Einheit ist erreicht und es hat keinen Sinn umsonst Empathie aufzuwenden.

Die pathologische Symptomatik der Handlungen von Kindern mit ASS (ABA Therapie [26]), sieht, von der behavioristischen Methode angefärbt so aus: Das Kind beginnt ohne irgendeine Einladung zur Interaktion einen mechanischen und sinnlosen Satz von Handlungen auszuführen. Dies ähnelt teilweise einem Eichhörnchen in einem Rad. Das Eichhörnchen aber betreibt Sport und fühlt wohl einen Nutzen aus dieser Übung davonzutragen. Das Kind hingegen erfüllt diese Aufgaben, wie es zu ihrer Zeit die assoziativ-psychologische Schule gesagt hat, zum sachlichen Vergnügen. Das heißt, anstatt eines Kurses zur Wiederherstellung der noch erhaltenen Beziehungen mit der Gesellschaft, anstatt das große Potenzial der Mittelung der Kultur und des Aufnehmens der schwachen Möglichkeiten des Kindes im Bereich der Interaktion mit einem Erwachsenen und dem gemeinsamen Gegenstand zu nutzen, kommt es zu einer gezielten Verdrängung des Kindes, durch die ihm aufgedrängte Fertigkeit keine Beziehung zur Entfaltung einer ganzheitlichen Form kultureller Aktivität (Orientierung) zu haben, aus dem Rahmen dieser Kultur hinaus. In der russischen Sprache wurden von der Generation meiner Lehrer passende Worte gefunden, um den Sinn des Geschehenden auf Russisch zu charakterisieren: Formirovanie (Formierung), wenn die Entstehung der Handlung einem psychologischen Trend in der Beziehung der kindlichen Entwicklung folgt (nicht kognitiv, nicht besonders emotional oder willensmäßig etc., aber persönlich); und Formovanie (Formierung), wenn es keine Verbindung mit der persönlichen Entwicklung gibt und nur ein primitives, pragmatisches und psychologisch nicht qualifiziertes Kalkül zeigt, dass diese Handlung für das Kind notwendig ist.

Grob gesagt sind die Folgen der Anwendung dieser Technik nicht sonderlich bekannt. Der kurzfristige Effekt lässt sich mit der Aneignung einfacher Handlungen verbinden, der Zug der gegenwärtigen Entwicklung fährt aber vom Kind weit voraus. Die wichtigsten Mittel werden nicht eingeführt, da an ihrer Stelle Ersatzwiederholungen, imitiertes Aneignen der Rede, denn Rede ist nicht Sprechen, sondern die Fähigkeit einen Dialog zu führen, treten. Darin sind die Details dem Zentralen, dem Effektiven – der Interaktion mit einem anderen Menschen untergeordnet. Manchmal bläht sich in einem Kollegen der Stolz auf, einem autistischen Kind 10 Konzepte in einem Monat angeeignet zu haben. Aber die Rede ist zerstört, sie fehlt, denn die Aufgabe des Dialogs, zwischen Erwachsenem und Kind hat sich für den Autisten zur Repetitions- und Reproduktionsaufgabe von wenig abgerufenen Worten (oder Handlungen) geändert. Psychologisch gesehen scheint dies eine wahre Tragödie zu sein, besonders wenn die Eltern danach um Hilfe zur Überwindung einer solchen Therapie ansuchen. Es ist leicht zu erraten, dass sich die gewonnenen Höhen im Verständnis neuer Wörter als unsicher erweisen, da ein Kind nicht in der Lage ist Worte wie Mittel zu verwenden, so die psychologische Theorie, die hinter so einer Arbeit mit Autisten steckt, wenn es überhaupt kein erklärendes Modell zur Aneignung der Rede hat. Vor gut hundert Jahren haben die Begründer des Behaviorismus gesagt, dass die Rede ein System artikulierter Fertigkeiten ist. Das heißt, keine Tätigkeit, wie W. Von Humboldt vorgeschlagen hat, kein konventioneller Akt der Interaktion zwischen Menschen wie F. De Saussure gedacht hat und auch kein komplexes System generativer Grammatik mit tiefgründiger Semantik, wie laut N. Chomsky, sondern ein grundlegender, konventioneller Reflex. (Erlauben wir uns in diesem Zusammenhang noch einen poetischen Aphorismus: Welch Millennium haben wir auf dem Hof, meine Lieben!)

Der Leser versteht offenbar, dass dieser Zugang Platz für die Reduktion hoher und niedriger kultureller Formen des Seins zu primitiver Fähigkeit bietet. Und alle Verweise dazu, dass eine ähnliche Arbeit zulässt, die operationale Unmöglichkeit des Kindes zu sprechen zu überwinden, ruhen auf den gröbsten psychologischen und methodologischen Fehlern. Nicht die operationale Möglichkeit führt zur Entwicklung der Rede, sondern der motivierte Wunsch des Kindes mit einem Erwachsenen zu interagieren, führt zur Aneignung jeglicher

Möglichkeiten, sei es stimmlich, sei es gestisch[37]. Der Wagen kann nicht vor dem Pferd gehen. Denn was stellt sich heraus, haben Taube keine Rede? Es gibt sie, aber sie ist gestisch und heißt „Daktylus". Es gibt eine Vielzahl natürlicher Redeformen: Paralinguistische oder extralinguistische oder nonverbale. Sinn haben diese Formen einen: Sie sind berufen den Dialog, die Kommunikation und Interaktion zu unterstützen – das ist die Basis der Rede, ihre Quelle und der Ausweg für ein Kind mit gestörter Ontogenese. Eine Handlung, die nicht zur Ausweitung der kulturellen Möglichkeiten führt, leitet das Kind fort von der Welt der Kultur und verdammt es eigenständig in jene einzudringen, ohne große Chancen auf Erfolg.

Wenden wir uns noch einmal L.S. Vygotskij zu:" ... eine psychologische und pädagogische Frage stellte sich üblicherweise grob physisch, auf medizinische Weise; ein physischer Defekt wurde untersucht und wettgemacht wie Folgende; Blindheit bedeutete einfach einen Mangel an Sehkraft, Taubheit, des Gehörs, als ob es um einen blinden Hund oder einen tauben Schakal ginge. Dabei wurde übersehen, dass, im Gegensatz zum Tier, ein organischer Defekt sich beim Menschen niemals direkt auf die Persönlichkeit auswirken kann, weil Auge und Ohr des Menschen keine reinen physischen, sondern auch soziale Organe sind, da zwischen der Welt und dem Menschen noch eine soziale Umwelt ist, welche alles bricht und ausrichtet, was vom Menschen in die Welt und von der Welt zum Menschen gelangt.

---

[37]Wir haben echte Erfahrung der psychologischen Reanimation von Kindern mit ASS nach einer ABA Therapie. Die Grundlage ihrer Rettung liegt im gesunden Menschenverstand ihrer Eltern, die selbst in der Zeit harter methodischer Prozedur weitergemacht haben, sanft und warm mit ihnen zu kommunizieren. Als Ergebnis davon ist ihr passiver Wortschatz größer geworden, ungeachtet ihrer Abscheu der gesprochenen Sprache gegenüber. Und als die Bedingungen es den Kindern erlaubte sich im Zuge gemeinsamer Aktivitäten (Spiele oder Interaktionen) zu äußern, trat plötzlich wieder normale, den Kontext und Diskurs berücksichtigende Rede auf.

Es als nackt, unsozial hinzustellen und es als soziales Problem zu begreifen, weil ihr vorher nicht gesehener sozialer Moment, der üblicherweise als zweitrangig galt, sich tatsächlich als erstrangig, zentral herausstellt. Man muss ihn priorisieren. Es ist nötig diesem Problem wie einem sozialen Problem in die Augen zu sehen" [9]. Es inspiriert, dass die von ihm skizzierten Gedanken immer noch relevant sind. Es ist traurig, dass sie noch aktuell sind.

Das bedeutet, dass sich in den vergangenen 95 Jahren nichts an der Arbeitspraktik im Umgang mit Menschen, die Probleme mit ASS haben geändert hat. Bis heute sehen wir weltweit diese grundlegenden Tendenzen absolut nutzloser, hoffnungsloser, pseudopädagogischer und pseudodefektologischer Arbeit: Kinder mit Anomalien über einen Kamm scheren, das Streben zur Gruppierung nach Nosologie und Schwere der Krankheit, reduzierte, katastrophal reduzierte Ausbildungsprogramme, endlose Wiederholungen von Übungen als methodologische Grundlage der Ausbildung, als ob es seit E. Trodajkas Zeiten nichts Neues und Effektives gäbe, etc. In den Ausbildungs- oder Korrektionsgruppen können sie nicht zwischen grundlegend verschiedenen Dysontogenesen unterscheiden, keine dem Wesen nach diskrete und additive Übungen verwenden, etc. Das Spiel ist aus der Defektologie fast verschwunden, es scheint fremd für eine „seriöse" Korrektionsarbeit, außerdem erlaubt das Qualifikationslevel der Spezialisten nicht zu, dass sie es für irgendeine Aufgabe der Kindesentwicklung nutzen.

Sexualität als Problem und Elend des Autisten[38] – eine der Folgen des Spiels, die in der Kindheit nicht dargestellt wird. In der kulturhistorischen Tradition ist es nach Vygotskij akzeptiert, Sexualität als höhere psychische Funktion zu deuten, d.h. sozial nach der Genese, indirekt nach dem Aufbau und willkürlich nach der Funktion. Sexualität, wie man sie nicht betrachtet und deutet, ist eine der tiefsten kulturellen Metaphern. Und wenn ein Autist Worte und Ausdrücke, den Sinn von Lebensläufen und von poetischer Sprache nicht versteht, Humor ihm nicht zugänglich ist, er Witze, elementare Vergleiche, auf denen die Welt metaphorischen Verständnisses beruht, Dialog und Empfindungen nicht versteht, dann versteht er auch das Spiel der Geschlechter nicht. Es ist verständlich, dass die Anfälligkeit von Autisten, über die unsere Kollegen in ihrem Text subtil sprechen, durch den Hintergrund dieser Sphäre des menschlichen Lebens, nach der totalen Dominanz der Idee der Psychoanalyse, bedingt ist. Aber wenn wir die Ideen der Pansexualität verwerfen und zum humanitären Zugang zum Problem der Sexualerziehung von Kindern zurückkehren, so sehen wir, dass für ein Kind mit ASS die Deprivation von Spielmöglichkeiten, zunächst mit dem Elternteil, dann mit dem Erzieher und einem anderen Erwachsenen, mit einem Gleichaltrigen, mit einer Gruppe von Kindern und dann mit einem Vertreter des anderen Geschlechts, eine echte Folge des zunehmenden „sekundären" Defekts ist. Ist es möglich etwas zu tun, um das Bild in diesem Bereich nicht so finster wirken zu lassen? Gewiss ist die

---

[38]Wir merken an, aber das ist selbstverständlich nur eine Bemerkung, die spezieller Überprüfung bedarf, dass autistische Kinder, mit denen wir in Russland arbeiten, was ihre Symptome angeht um einiges schlimmer aussehen als Deutsche Kinder mit der gleichen Diagnose. Möglicherweise ist das Schlüsselsymptom, welches auf zwei Stichproben aufgeteilt ist, der „gespeicherte Intellekt". In Russland halten wir dieses Symptom nicht für ein Haupthindernis.

Entfaltung des Spiels eine Möglichkeit ein Kind mit ASS zu akzeptablen kulturellen Horizonten zur Durchführung geschlechtlichen Verhaltens, zu führen. Wir verstehen, dass der Artikel in diesem Bereich notwendigerweise verschiedene Beispiele von Entwicklungsbahnen von Kindern mit ASS anführen müsste, um unsere Position mit Beweisen zu untermauern. Aber das wird sich in anderen Artikeln ereignen.

Gehen wir zu den Schlussfolgerungen über. Mittelung, das ist die Wendung, um die herum sich die von Vygotskij begonnene Revolution in der Psychologie dreht [25]. Ob es wirklich sein Genie, die einzigartige Zusammensetzung seines Umfelds und der Leute um ihn herum oder seine brillante Beherrschung der Philosophie und seine Fähigkeit zu lernen war, aber seine Idee zur Überwindung des Postulats der Unmittelbarkeit wurde zum Schlüsselmoment, nicht nur für die Psychologie, sondern für die humanitäre Philosophie im Ganzen. Durch die „Unmittelbarkeit" ist ein grundlegender Teil der Psychologie, der damit fortsetzt den Menschen wie gestern auf der Welt aufgetaucht, seiner Geschichte, Kultur, sozialen Umgebung, wertenden und instrumentellen Möglichkeiten beraubt, „allein auf sich gestellt", bis heute erkrankt. Die Kultur stellt nicht einfach eines der mittleren Glieder zwischen Mensch und Gegenstand, Mensch und Aufgabe dar. Sie ist Umwelt und Mittel, Quelle der Bedürfnisse und Möglichkeit ihrer Befriedigung, Bedingung, Prozess und Resultat. Hypothetisch gesehen ist es möglich zu behaupten, dass eine verinnerlichte Kultur die menschliche Psyche ist. Die Kultur steht vollkommen auf der Seite des sich entwickelnden Menschen. Sie gibt ihm die Entwicklung. Wir haben den brillanten Gedanken Vygotskijs angeführt, dass alle Formen der Menschlichkeit bereits vor dem physischen Erscheinen des Kindes auf der Welt gegeben sind. Keine

Robinsonade, keine Einsamkeit – aus der Kultur schöpft das Kind alle Bedürfnisse und Motive der eigenen Handlungen und auf sie sind alle Anstrengungen zur Änderung der eigenen Zustände und mannigfaltigen Handlungen gerichtet, durch die Kriterien der Kultur lässt es sich durch alle Formen der eigenen Existenz leiten. In ihr liegt ein gewaltiges Potenzial zur Entwicklung, Selbstverwirklichung und Gewinnung von Hilfe und Unterstützung. Deshalb führen Handlungen, die aus der Kultur fallen nirgendwohin.

Es gibt ein gemeinsames Gesetz der Formierung der Psyche im Laufe ihrer Entwicklung. Darüber haben L.S. Vygotskij, A.N. Leont'ev, P.Ja. Gal'perin, A.V. Zaporožec, D.B. El'konin et al. gründlich nachgedacht und geschrieben. Von materiellen und materialisierten Formen, die einer Person zur Verfügung stehen (es hat keine grundlegende Bedeutung bzgl. normaler oder anormaler Entwicklung), zu ikonischen und symbolischen Formen (die „einfachste" von ihnen ist die Rede) und weiter zu geistigen Formen (innere Rede, reiner Gedanke, wie er in der Würzburger Psychologieschule genannt wurde). Das vollständige Durchlaufen aller Phasen ist nicht immer notwendig. Auch hier ist es für die normale Entwicklung schwierig eine Ontogenese zu modellieren, da sobald das neue Mittel beginnt sich hineinzufinden (und jedes neue Mittel ist in Wirklichkeit ein System präsentierendes Mittel) dadurch seine orientierende Wirkung auf den Menschen und das gesamte System von Mitteln, Methoden, Handlungsformen, die mit dem konkreten Artefakt verbunden sind, beginnt. Warum geschieht das so? Lange Phasen der Evolution und der Entwicklung der Zivilisation haben für die Menschen diese Möglichkeit vorbereitet. In einem gewissen Sinn ist es schwieriger von der normalen Ontogenese wegzugehen, als sich der totalen Kraft der Mittelung zu widersetzen.

Allerdings gelingt dies Autisten in bestimmten Momenten. Warum? Was steht hinter ihrer Beteiligung an der sozialen Erfahrung und ermöglicht es ihnen, aus der Bahn der normativen Entwicklung (der vorherbestimmten, in der Gesellschaft für richtig befundenen, unter ihr gibt es Entwicklungsprozeduren und pädagogische, etc.) zu rutschen bzw. zu springen?

Das Parallelogramm der Entwicklung, von A.N. Leont'ev im Zuge einer Erforschung des Gedächtnisses, die von Vygotskij [17] geleitet wurde, erklärt und vorgestellt, zeigt uns den bestimmten, inneren Rhythmus der Formierung der kulturellen Mittel in der Ontogenese des Menschen. In diesem Rhythmus ist ersichtlich, dass ohne eine systematische Aneignung der kulturellen Mittel (Sprache, Grammatik, Lexik, Verhaltensregeln, Rechensysteme, etc.) selbst ein normales Kind nicht in der Lage ist den radikalen Schritt zu einem freien, verinnerlichten Niveau der Beherrschung kultureller Handlungen, zu tun. Man kann sich nur vorstellen wie schwierig sich diese Schritte für einen Autisten gestalten, der die ersten Akte des Spektakels unter dem Titel „Leben" verpasst hat. Deshalb ist die Wiederherstellung des gemeinsamen Daseins, Vertrauens und der gemeinsamen Aktivitäten von Kind und Erwachsenem, die Grundaufgabe bei Autismus, auch wenn diese theoretische Position möglicherweise von einem Psychologen oder Defektologen nicht angenommen wird. Vertrauen (Liebe, Anteilnahme), Kultur und Spiel sind die wichtigsten Errungenschaften der Zivilisation, ein wahrhaftes Fundament, auf dem man das Gebäude einer normalen Ontogenese und ihre möglichen Variationen bei einem Kind mit ASS stellen kann.

Man muss mit B. Schmidt und seinen Kollegen in dem Bereich übereinstimmen, in dem er über die Unrichtigkeit der abgestrittenen, negativen Beziehung zu fehlenden Möglichkeiten des Autisten spricht.

Aus der Tatsache heraus, dass der Autist gerade in diesem Moment nicht adäquat handeln, emotional reagieren, fühlen, Hilfe annehmen, detaillierte Orientierung in einer problematischen Situation realisieren oder mit einer Aufgabe klarkommen kann, die für einen Menschen mit bedingt normaler Entwicklung kein großes Problem darstellt, folgt daraus keineswegs, dass alles in seinem Leben fatal und verdammt gelagert ist. In der heimischen Tradition von Vygotskij wurde das Konzept der „Zone der proximalen Entwicklung" (ZPE) eingeführt, die eine besondere Situation der Einführung in die Kultur (Inkulturation, wie unsere deutschen Kollegen diesen Prozess nennen) fixiert. ZPE, das ist eine besondere Situation der Entwicklung, in der ein Erwachsener solche Mittel der Orientierung in der Aufgabe findet und anwendet, vor dem Autisten und seinem zukünftigen Handeln steht, es entfaltet und ihm erlaubt es sich anzueignen. Wohl ist dieses psychologische Schema eine Zusammenstellung von Mitteln und die Hauptrichtung der Hilfe und Arbeit mit Autisten. Die Kultur ermöglicht es mit jeglicher menschlicher Aufgabe fertig zu werden, man muss nur die richtigen und für die konkrete Person angemessenen Mittel aus ihr wählen.

Literaturverzeichnis

1. Аппе Ф. Введение в психологическую теорию аутизма.– Москва: Теревинф, 2006.– 216 с.

2. Бауэр Т. Психическое развитие младенца: пер. с англ. / Т. Бауэр. – 2-е издание. – Москва : Прогресс, 1985. – 320 с.

3. Бахтин М.М. Эстетика словесного творчества. М., 1986. – 445с.

4. Башина В.М. Аутизм в детстве. – М: Медицина, 1999. – 101с.

5. Беттельхейм Б. Пустая крепость. Детский аутизм и рождение Я: Пер. с англ. – 2-е изд. – М.: Академический Проект; Фонд «Мир», 2013. – 480 с.

6. Валлон А. От действия к мысли. — М.: Иностранная литература, 1956. – 240с.

7. Валлон А. Психическое развитие ребенка. — М.: Просвещение, 1967. – 196с.

8. Выготский, Л.С. *Мышление и речь*. Изд. 5, испр. – Изд-во «Лабиринт», М., 1999. – 352 с.

9. Выготский, Л.С. Проблемы дефектологии / Л.С. Выготский; сост., авт. вступ. ст. и библиогр. Т.М. Лифанова; авт. коммент. М.А. Степанова. – М.: Просвещение, 1995. – 527с.

10. Гальперин П.Я. Введение в психологию. М.: Изд-во Моск. ун-та, 1976. – 150с.

11. Гальперин П.Я. Метод «срезов» и метод поэтапного формирования в исследовании детского мышления // Вопр. психол. 1966. – №4. – с.128-135.

12. Гальперин П. Я. Функциональные различия между орудием и средством // Хрестоматия по возрастной и педагогической психологии, под ред. И. И. Ильясова, В. Я. Ляудис. М., Изд-во Моск. ун-та. 1980 г.

13. Гилберт К. Аутизм. Медицинское и педагогическое воздействие: книга для педагогов-дефектологов / Пер. с англ. О.В. Деряевой; под науч. ред. Л.М. Шипицыной; Д.Н. Исаева. – М.: Гуманитар, изд. центр ВЛАДОС, 2005. – 144 с.

14. Дольто Ф. Исцеление аутистов // На стороне ребенка. – СПб: Петербург – XXI век, 1997.

15. Завершнева Е.Ю. Представления о смысловом поле в теории динамических смысловых систем Л.С. Выготского // Вопр. психол. 2015.№ 4. С. 119–135.

16. Лебединская К.С. Диагностика раннего детского аутизма: Начальные проявления/ К.С. Лебединская, О.С.Никольская. – М.: Просвещение, 1991. – 97с.

17. Леонтьев А.Н. Развитие памяти: Экспериментальное исследование высших психологических функций М. - Л.: Учпедгиз, 1931. - 278 с.

18. Лехтман-Абрамович, Р.Я. Этапы развития игры и действие с предметами в раннем детстве / Р.Я. Лехтман-Абрамович, Ф.И. Фрадкина. – Москва : Медгиз, 1949. – 70 с.

19. Лисина М.И. Проблемы онтогенеза общения. М.: Педагогика, 1986. – 144 с.

20. Никольская О.С, Баенская Е.Р., Либлинг М.М., Костин И.А., Веденина М.Ю., Аршатский А.В., Аршатская О.С. Дети и подростки с аутизмом. Психологическое сопровождение.– М: Теревинф, 2005.– (Особый ребенок).– 224 с.

21. Пиаже Ж. Речь и мышление ребенка. М. – Л. – Учпедгиз. – 1932г. – 654с.

22. Развитие и воспитание ребенка от рождения до трех лет / под ред. проф. Н.М. Щелованова. - 2-е изд. - М. : Просвещение, 1969. - 181 с.

23. Режим детей раннего возраста в яслях и домах ребенка [Текст] / Проф. Н. М. Щелованов, доц. Н. М. Аксарина. - Казань: 1953. - 17 с.

24. Huizinga, J. Homo ludens. Человек играющий. – М.: Изд-во ЭКСМО-Пресс, 2001. – 352 с.

25. Хозиев В.Б. Опосредствование в становящейся деятельности. – Сургут: Сургутский гос. Ун-т – Дефис, 2000 –357 с.

26. Шрамм Р. Детский аутизм и ABA (Applied behavior analysis) Екатеринбург, ООО «Рама Паблишинг». – 2012. – 209с.

27. Эльконин Д.Б. Заметки о развитии предметных действий в раннем детстве // Вест. Моск. ун-та. Сер.14, Психология. – 1978. – №3.

28. Эльконин Д.Б. К проблеме периодизации психического развития в детском возрасте // Вопросы психологии, 1971, № 4, с. 6–20.

29. Эльконин Д.Б. Психология игры. М.: Педагогика, 1978. – 304 с.

30. Asperger H; Frith U. «Autistic psychopathy» in childhood // Autism and Asperger syndrome / Frith U. – Cambridge University Press, 1991. – P. 37–92. – ISBN 0-521-38608-X.

31. Spitz, R. A. (1965). The First Year of Life. A Psychoanalytic Study of Normal and Deviant Development of Object Relations. New York: International Universities Press, inc.